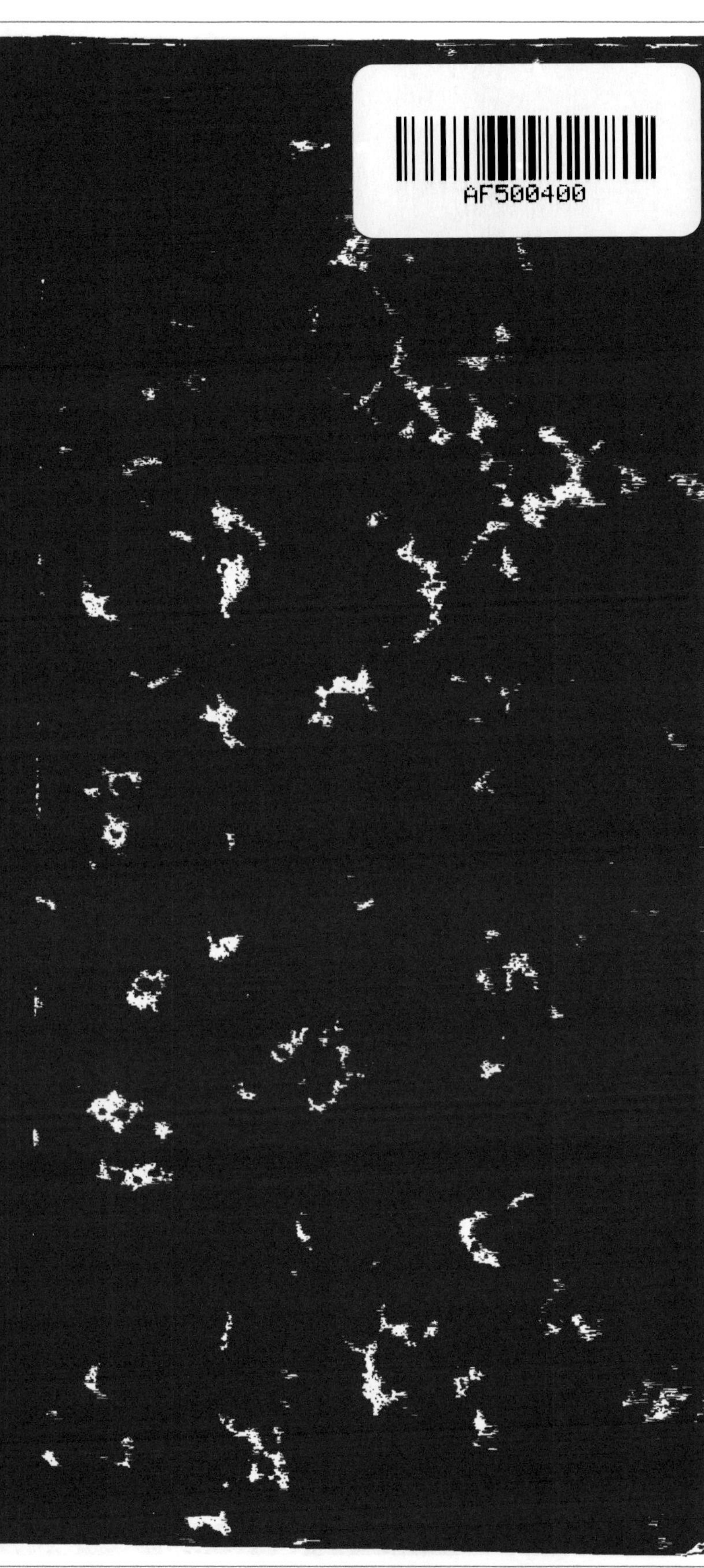

# HYGIÈNE POPULAIRE

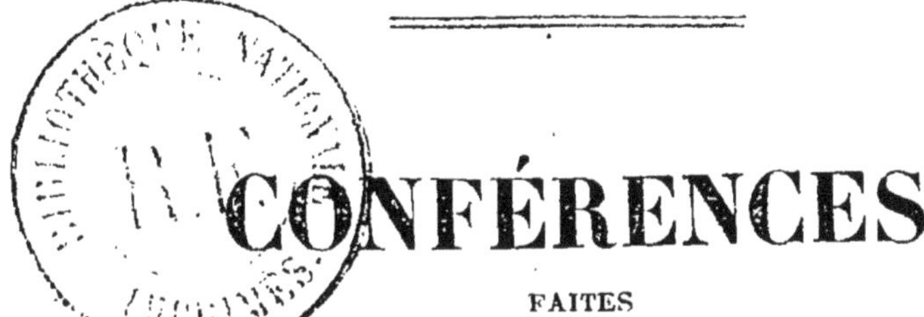

## CONFÉRENCES

FAITES

A LA SOCIÉTÉ D'HORTICULTURE & DE PETITE CULTURE DE SOISSONS

A L'USAGE DES OUVRIERS

DES INSTITUTEURS ET DES GENS DU MONDE,

PAR LE DOCTEUR **BILLAUDEAU**

Médecin de la Faculté de Paris,
Membre du Conseil d'hygiène de Soissons.

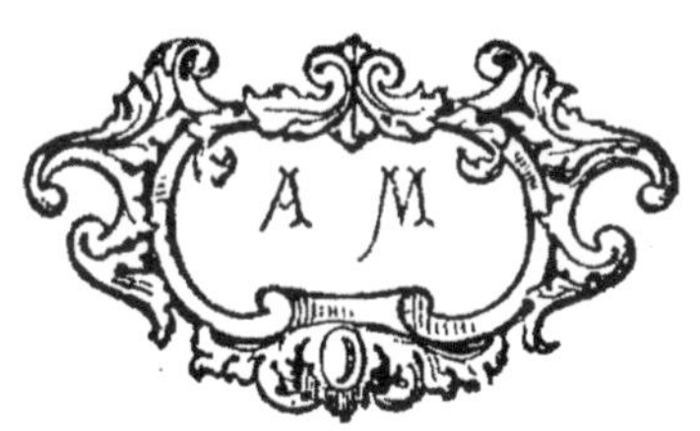

PARIS

V. ADRIEN DELAHAYE ET Cie, LIBRAIRES-ÉDITEURS,

PLACE DE L'ÉCOLE-DE-MÉDECINE.

1876.

# AU LECTEUR

Nous sommes dans un siècle où le besoin de la diffusion des sciences se fait généralement sentir, et où chacun aspire à élargir le champ de ses connaissances. Ce besoin s'accentue surtout chez celui qui n'a pu prendre qu'une faible part au banquet des sciences, chez l'ouvrier.

Ce désir de l'ouvrier est légitime, il est digne de respect, et il l'honore.

Une tâche incombe à ceux qui, plus heureux, ont pu amasser quelque trésor dans ce riche domaine des connaissances humaines ; cette tâche, c'est de donner satisfaction à ce désir de l'ouvrier.

En répandant l'enseignement dans cette classe si intéressante de la société, on travaille à l'œuvre la plus noble parmi toutes les œuvres, à la moralisation du peuple. Instruire le peuple, c'est le moraliser ; car l'instruction, en même temps qu'elle orne l'esprit, améliore le cœur.

L'intelligence de l'ouvrier est, en général, un terrain toujours bien préparé, et qui ne demande qu'à être fécondé. Il est donc utile, il est moral qu'on ne laisse pas improductives de si bonnes dispositions.

C'est ordinairement sous forme d'entretien ou de conférence que cet enseignement est présenté et qu'il est le mieux goûté.

Paris, depuis longtemps déjà, a inauguré ce mode d'enseignement public ; et des hommes de la plus haute valeur n'ont pas dédaigné de mettre au service de cette œuvre le talent de leur belle parole.

La province devrait, à l'exemple de Paris, entrer aussi dans cette voie ; et il serait à désirer que partout où se trouverait un homme de cœur possédant quelqu'aptitude spéciale, des entretiens scientifiques fussent institués.

Cet enseignement, il est vrai, ne serait pas donné avec autant de brillant, mais il ne laisserait pas néanmoins que de produire quelques bons résultats.

J'ai voulu aussi prendre part à cette œuvre; et j'ai, dans ce but, fait des conférences sur un des sujets qui m'étaient le plus familiers, sur l'hygiène populaire.

Ces conférences ont eu lieu au sein d'une Société d'horticulture, de la Société d'Horticulture de Soissons, laquelle, fondée il y a sept ans, sous l'inspiration créatrice de M. Ch. Salleron, n'a pas tardé à prendre rang parmi les Sociétés les plus prospères. (1)

J'ai cru devoir mettre à profit les réunions de cette Société. Toutes les occasions sont bonnes quand il s'agit de répandre l'instruction.

Le volume que je publie contient l'ensemble de ces conférences.

Ce n'est point un traité didactique sur l'hygiène que j'ai eu la prétention de faire. Cette science comprend une foule de détails qui sont du ressort exclusif de la médecine, et qui n'intéresseraient que médiocrement ceux qui sont étrangers à cette branche d'étude.

Je n'ai abordé que les points principaux, ceux qui plus spécialement ont trait à la vie ordinaire.

Je signale les effets pernicieux de certaines habitudes qu'on contracte souvent sans soupçonner les dangers qu'elles recèlent.

J'indique la voie qui conduit à la santé, et je montre, chemin faisant, les écueils qu'on doit éviter.

Chacun a sous la main des agents précieux dont on ignore la valeur et qu'on peut utiliser ; j'essaie de dissiper à leur sujet l'ignorance ou la prévention.

S'il est utile de connaître les agents propres à la nutrition de l'homme, il est bon aussi de ne

(1) Cette Société vient d'être reconnue, en vertu d'un décret, en date du 25 février 1876, *Société d'utilité publique*.

pas ignorer le mode d'action de ces agents sur l'économie. Ici on donne satisfaction à un besoin du corps, là à un besoin de l'intelligence.

Après que nous avons pris les aliments que réclame la nature une vague et légitime curiosité s'empare de nous. Comment agissent ces aliments ? Quelle série de transformations subissent-ils dans notre être ? Questions pleines d'intérêt qui s'imposent à l'esprit et que j'ai voulu résoudre avec vous.

J'ai, à cet effet, consacré quelques chapitres à la description abrégée des grandes et principales fonctions du corps, la Respiration, la Circulation et la Nutrition.

Ces connaissances appartiennent plus spécialement, il est vrai, à la physiologie, science qui a pour objet l'étude des organes, mais elles se lient étroitement aussi à l'hygiène. Ces deux sciences se complètent l'une l'autre.

Les traités d'hygiène élémentaire à la portée des classes ouvrières abondent peu ; et ceux qui existent sont — il faut bien le reconnaître — quelque peu délaissés.

Ces traités se maintiennent en général à un niveau scientifique trop élevé, et nécessitent, pour être bien compris, des connaissances premières que tout le monde ne possède pas.

Telle est en partie la cause de ce délaissement.

J'ai donc cru combler une lacune en publiant ce volume qui permettra à l'ouvrier, tout aussi bien qu'à l'homme lettré, de s'élever sans efforts jusqu'à la connaissance de son organisation intérieure.

Les conseils que j'adresse à l'ouvrier, chacun peut se les appliquer. Les personnes du monde à quelque rang de la société qu'on appartienne pourront donc tirer profit de ces conseils que j'ai présentés sous une forme élémentaire, et que j'ai essayé de rendre saisissables pour toutes les intelligences.

En livrant ces conférences à la publicité je n'ai eu qu'un but, faire une œuvre utile.

J'ai puisé mes matériaux à des sources dignes de foi. J'ai puisé surtout et à pleines mains dans les œuvres de M. Bouchardat (1), et de M. le docteur Jolly (2) ; et c'est en lisant les œuvres de ces deux illustres savants que je me suis inspiré de mon sujet.

LE Dr BILLAUDEAU.

Soissons, le 19 mars 1876.

(1) **Le Travail.**

(2) L'absinthe et le tabac.

# DE L'HYGIÈNE

## SA DÉFINITION, SON BUT, SON UTILITÉ.

---

L'hygiène se divise en deux parties : l'hygiène publique et l'hygiène privée.

L'hygiène publique embrasse tout ce qui touche à la salubrité d'une ville, d'une contrée : l'aération des monuments publics, l'élargissement, la propreté des rues, le desséchement des marais, etc. Je négligerai ce côté de la question, pour ne m'occuper que de l'hygiène privée, c'est-à-dire de celle qui intéresse l'individu.

Qu'est-ce que l'hygiène? Parmi ses nombreuses définitions, je prends celle-ci : «L'hygiène est une science qui a pour but la conservation de la santé.» Conserver est donc son principal objet. C'est à l'homme jouissant déjà de la santé que s'adressent plus particulièrement mes conseils. L'hygiène de l'homme malade n'a point place ici; elle ne saurait d'ailleurs se plier à aucune formule, car elle varie autant que varient les maladies, et son but n'est pas précisément de conserver la santé, mais bien de la reconstituer.

L'hygiène n'est pas une science exacte, ayant des lois fixes et des principes immuables. Elle est subordonnée à des circonstances bien diverses. La position sociale des individus, les influences du climat, les habitudes, sont autant de conditions susceptibles de modifier les préceptes hygiéniques.

Tel précepte applicable à un individu placé dans une position élevée de la société, sera un non sens pour celui qui se trouve dans une position plus humble. L'hygiène du riche ne saurait être l'hygiène du pauvre; celle des peuples du Nord ne sera pas celle des pays méridionaux; là où la végétation est nulle, on ne saurait conseiller l'usage des légumes, et aux populations qui n'ont pour se nourrir que les produits de la pêche ou de la chasse, on ne prescrira pas l'usage de nos viandes domestiques.

L'habitude exerce un grand empire sur notre constitution. Si vous habituez de bonne heure votre corps à se nourrir de substances végétales, votre estomac acquerra par l'usage une aptitude toute spéciale pour la digestion de ces aliments-là; il leur prendra tout ce qu'ils possédent de matières alibiles, et ce régime suffira à l'entretien des forces.

Si vous mettez à ce même régime un individu qui n'a vécu jusqu'à présent que de viandes rôties, de mêts délicats et d'entremêts sucrés, il se produira des digestions pénibles, des pesanteurs d'estomac, et conséquemment un dépérissement général; voilà ce qu'aura valu à ce dernier un changement dans ses habitudes. Ce n'est pas l'aliment qui est trop lourd, c'est l'estomac qui n'est pas été assez fort, parce qu'il n'a pas été assez exercé à ce genre de travail digestif.

On se demande par quelle singulière contradiction les meilleures santés se rencontrent généralement là où les préceptes de l'hygiène sont le plus méconnus. N'est-ce pas dans les campagnes, en effet, que se trouvent les plus riches natures? N'est-ce pas là aussi que règne la plus grande ignorance des règles hygiéniques? Malgré ces conditions là, les populations rurales n'en sont pas moins vigoureuses, laissant loin derrière elles, au point de vue des forces physiques, les populations urbaines qu'éclaire si brillamment le flambeau de la science.

Il y a dans ce fait une contradiction qui ne donne pas complétement raison aux données scientifiques.

Entre la plante agreste et la plante de serre-chaude,

quelle différence de vigueur! L'une brave impunément les intempéries, l'autre se fane et se flétrit dès qu'elle n'est plus dans les tièdes vapeurs qui l'ont fait germer et naître. Tel est l'homme des champs, tel est l'homme des grandes cités.

Le travailleur qui arrose de ses sueurs le sillon qu'il trace se fait d'airain; et les coups de la maladie ont peine à transpercer sa rude écorce. Il a vécu sous le soleil brûlant, sous les pluies, sous le froid, c'est là tout le secret de sa force. Ces agents extérieurs, si meurtriers pour un grand nombre, sont sans effets nuisibles sur lui, et là où tant d'autres échouent, il résiste.

La campagne est bien le lieu où se trouvent réunies les meilleures conditions hygiéniques. On a l'air pur, on a le voisinage des bois tout imprégné d'oxygène; on a l'absence de bruit, on a le calme de l'âme.

L'homme qui s'est trouvé mêlé activement au mouvement des affaires publiques, ou qui a connu les perplexités, les inquiétudes, les revers de la vie privée, et qui s'est usé la santé dans cette tourmente de tous les jours et de tous les instants, à qui ira-t-il demander le rétablissement de cette santé délabrée? A l'air de la campagne, à ses ombrages, aux douces fraîcheurs de ses matinées.

Ouvriers des champs, vous êtes l'élément viril de la nation, et c'est au milieu de vous que se trouvent les constitutions les plus robustes.

On comprend facilement que l'hygiène n'ait pas à remplir un rôle bien grand pour la conservation de la santé là où tout semble concourir à ce but. Néanmoins, il est nécessaire que l'observation de certaines règles vienne fournir son appoint à cette œuvre.

Les auteurs qui ont écrit sur l'hygiène et indiqué les règles propres à la conservation de la santé, habitent en général les grandes cités, là où les constitutions débiles sont le grand nombre et les santés vigoureuses l'exception; là où vivent acclimatées la phthisie, la chlorose, l'anémie et cette foule de maladies nerveuses dont il existe à peine trace chez ceux qui habitent nos villages et nos hameaux. Ils ont subi, à leur insu, l'influence du milieu dans lequel ils se trouvent, et ils ont formulé des préceptes très-appropriés à leur entourage, mais peu applicables aux habitants des campagnes.

S'ils étaient témoins de ce qui se passe dans ces populations, s'ils voyaient ce que nous voyons journellement, des hommes jouissant d'une santé parfaite malgré leur régime presque exclusivement végétal; malgré leur pain où la farine de seigle entre pour une large part; malgré leurs boissons plus ou moins acides, quand elles ne sont pas ce liquide incolore que fournit gratuitement la nature; s'ils voyaient tout cela, nul doute qu'ils ne fûssent moins exclusifs, et qu'ils n'admîssent pour l'homme la possibilité de jouir d'une bonne santé sans recourir à l'usage des viandes rôties et du vin de Bordeaux.

Si la santé n'existait qu'à ce prix, combien peu la posséderaient! Non, messieurs, la santé n'est pas un privilège; c'est un bienfait dont peuvent jouir toutes ou presque toutes les classes de la société; et c'eût été de la part du Créateur une profonde injustice d'avoir établi des différences dans les fortunes si la santé devait être le privilège exclusif du riche.

Détrompez-vous d'ailleurs si vous croyez que les raffinements de la table soient favorables à la santé. La frugalité du pauvre est moins préjudiciable au corps que cette abondance et cette variété de mets qu'on voit sur les tables fastueuses.

Le précepte hygiénique le plus important à observer, c'est — ne l'oubliez pas — la frugalité. Ce précepte renferme en lui tous les autres. Si, à la frugalité, vous ajoutez un peu de philosophie qui vous permette de lutter avec avantage contre l'adversité, contre les évé.

nements de la vie, vous posséderez tout ce qu'il faut pour jouir d'une bonne santé et pour prolonger votre existence.

La connaissance de ces règles hygiéniques serait pour l'homme un guide qui le conduirait sans effort et avec une presque certitude à ce but que nous envions tous, à la conservation de notre santé. Il saurait ce qu'il faut accomplir et ce qu'il faut éviter pour y arriver, et il pourrait ainsi échapper souvent aux coups de la maladie.

La moralisation des masses serait aussi un des résultats précieux de la divulgation de cette science. Si l'hygiène vous apprend, par exemple, que l'usage de l'alcool ou de l'absinthe peut, à la longue, amener la folie; que l'abus du vin conduit à l'hydropisie; que l'usage immodéré du tabac détermine l'amaurose, la paralysie et le cancer de la bouche; que la bonne chère prédispose à la goutte, à la gravelle; que le repos trop absolu favorise l'obésité et les congestions sanguines, il en est certainement qui, faisant sur eux-mêmes un retour salutaire, renonceraient à des habitudes perverses dont les mauvais effets leur étaient inconnus.

L'hygiène est une vertu, a dit J.-J. Rousseau; n'est-elle pas plutôt la réunion des plus belles vertus? La tempérance, la continence, la sobriété, la modération dans les plaisirs, qui sont des préceptes hygiéniques de premier ordre, ne sont-elles pas en même temps des vertus qui honorent l'homme et le rendent meilleur?

Cette science, qui est restée jusqu'à présent dans le domaine exclusif du médecin, devrait s'épancher au dehors et devenir la science de tous.

Par quel moyen réaliser cette idée? Par l'enseignement scolaire.

Dans le programme des écoles communales il n'est pas de sujets plus oubliés que ceux qui touchent à l'hygiène populaire : oubli regrettable qui aura, espérons-le, son jour de réparation.

On aura beau faire çà et là des conférences publiques sur l'hygiène, on aura beau écrire sur cette matière des traités élémentaires qu'on lira peu ou que peut-être on ne lira pas, les résultats seront toujours, quoi qu'on fasse, peu importants. Il faut, si l'on veut que ces notions descendent jusqu'aux derniers degrés de l'échelle sociale, il faut que, dans le programme de nos écoles rurales, soit inscrite l'étude élémentaire de l'hygiène, comme est inscrite déjà celle de la géographie, de l'histoire, etc., etc.

Les Lycées sont pourvus d'un enseignement hygiénique; pourquoi nos écoles primaires ne jouiraient-elles pas du même privilége?

L'instituteur : voilà l'homme qui devra être chargé de cet enseignement, car lui seul a des rapports suivis avec l'ouvrier encore enfant, lui seul a mission de diriger ses premiers pas dans la carrière des connaissances humaines.

Cet instituteur reçoit déjà à l'école normale des notions d'horticulture qui le mettent à même d'enseigner aux enfants l'art de cultiver les jardins; il recevra un jour des notions d'hygiène qui lui permettront d'enseigner aussi l'art de cultiver la santé.

Ces études d'ailleurs n'ont rien d'abstrait, rien d'aride; elles présentent même un attrait, un charme qui séduit et captive.

Ces notions nouvelles ajoutées à son bagage scientifique, ne seront point un fardeau pour lui; et la considération générale, dont il jouit à si juste titre, grandira, comme grandira aussi en sa faveur la sollicitude du gouvernement, soucieux de récompenser en toutes circonstances le dévouement aux intérêts publics.

Si la science de l'hygiène est une science essentiellement utile, elle est de plus une des sciences des plus attachantes.

Sans nul doute il est intéressant d'aller fouiller les entrailles de la terre pour en extraire quelques ossements d'espèces éteintes; il est intéressant aussi d'exhumer de cendres volcaniques quelque antique cité pour écouter ce qu'elle nous dira des âges passés; on ne saurait contester l'intérêt que ces études offrent à l'esprit humain. Mais combien plus intéressante encore cette science qui trace à l'homme sa ligne de conduite, règles ses habitudes et lui apprend à éviter les choses nuisibles et à faire un bon usage des choses utiles!

Connais-toi toi même, dit le philosophe; et ce conseil est juste.

J'estime que les notions qui doivent primer toutes les autres sont celles qui concernent l'homme.

Pénétrer dans l'intérieur du corps humain, cette machine si merveilleusement organisée, étudier l'harmonie de ses rouages, assister au travail fonctionnel de ses organes, suivre de l'œil dans leurs canaux cette foule de liquides, dont les uns apportent les matériaux de construction, tandis que les autres charrient les résidus au-dehors, tout cela s'effectuant au souffle d'une force dont l'essence nous échappe et qui s'appelle la vie, voilà ce qui dépasse en intérêt toutes les études connues.

J'ai entrepris de vous initier aux éléments de cette connaissance du corps humain; j'ai l'espoir que cette étude ne sera pas dépourvue d'intérêt pour vous.

# LE TRAVAIL.

Le travail est une nécessité pour l'homme.

Cette nécessité lui est imposée par les lois de la nature, par les lois sociales, par les lois hygiéniques.

Les animaux naissent avec une enveloppe cutanée qui les préserve des intempéries, du froid, de la pluie, etc. L'homme, moins favorisé, se trouve, dès le jour de sa naissance, obligé de demander au travail d'autrui le moyen d'abriter sa nudité, d'alimenter son corps, incapable qu'il est de pourvoir par lui-même aux besoins de la vie.

En grandissant l'homme trouve inscrite à chaque pas la loi du travail. Le sol qu'on foule aux pieds, si fertile qu'il soit ne donne ses produits qu'à celui qui travaille.

La loi du travail est donc une loi naturelle.

Elle est aussi une loi sociale.

Quoiqu'en ait dit Jean-Jacques Rousseau, l'homme est né pour vivre en société. Chaque membre de cette société contracte donc vis à vis d'elle des obligations. L'obligation du travail est de toutes la plus importante ; sur elle seule repose l'édifice commun.

Si l'homme n'avait en vue que ses besoins personnels, son travail ne serait que l'expression matérielle d'un étroit égoïsme Il faut que ce travail profite à tous, que ses produits aillent trouver, jusque dans les plus lointaines contrées, les peuplades les moins favorisées au point de vue industriel. Cette expansion des matières ouvrées développe et accroît le bien-être général, elle dònne au commerce le mouvement et la vie, elle provoque les échanges, et elle imprime l'impulsion à ces moyens de transport rapide que le progrès moderne à créés chez les nations civilisées.

Le travail, vous le voyez, est une loi imposée à l'homme par les besoins de l'état social.

C'est aussi, avons-nous dit, une loi hygiénique. Ce côté de la question fera l'objet principal de cette conférence.

—

Le travail se divise en travail corporel et en travail intellectuel ; et l'un et l'autre ont pour effet de développer les forces de l'homme et de conserver sa santé.

## Travail corporel.

Pour prouver que le travail corporel donne de la force aux organes, je rapporterai les conclusions de Lavoisier concernant les différences de quantité d'oxygène absorbé par l'homme à l'état de repos et à l'état de travail.

L'oxygène de l'air qu'on respire est, vous le savez, l'agent qui vivifie et régénère le sang. Eh bien, cette régénération du sang ne s'opère jamais si activement que pendant le travail. Lavoisier a constaté (1) que l'homme, à l'état de repos et à jeun, consommait par heure 24 litres d'oxygène, et que, pendant le travail, quoique à jeun, il en consommait 63 litres. Jugez de la différence d'impulsion donnée à l'oxygénation du sang dans ces deux états opposés du corps.

Comme conséquence rigoureuse de ce fait, on trouve que l'homme exhale de ses poumons, pendant le travail, une quantité d'acide carbonique beaucoup plus

(1) Le Travail, par Bouchardat, page 101.

grande que dans le repos. Il importe pour la santé que cette exhalation d'acide carbonique se fasse dans des proportions suffisantes. Des physiologistes ont été même jusqu'à considérer les affections scrofuleuses et tuberculeuses comme le résultat d'une exhalation incomplète de l'acide carbonique.

L'oisiveté favorise la formation du tissu graisseux, et le travail corporel celle du tissu musculaire. Nul n'ignore qu'on engraisse les animaux en les condamnant à l'immobilité. Si on examine ce qui se passe chez le porteur habitué à charger de lourds fardeaux, ou chez le boulanger qui fait agir si activement ses membres supérieurs, on constate un grand développement des parties charnues, dans les régions du corps qui se sont fatiguées le plus, c'est-à-dire aux bras, aux épaules, à la poitrine. Chez celui qui fait mouvoir ses membres inférieurs, comme le danseur des théâtres, on trouve les muscles des jambes hors de toute proportion avec le reste du corps. Notre main et notre bras droits ne sont-ils pas plus développés que leurs analogues de gauche? Le travail développe donc les parties musculaires de l'homme.

Le travail augmente aussi la chaleur du corps. Comment se produit cette chaleur? Par une absorption considérable d'oxygène. Le sang, sous l'influence du travail, arrive plus abondamment dans les cellules pulmonaires. Alors il se produit une combustion. Le carbone et l'azote du sang sont brûlés par l'oxygène et il se forme des produits acides qui s'échappent au dehors. Cette opération chimique développe de la chaleur dont bénéficie le sang. Une partie de cette chaleur se perd par la surface de la peau et par les poumons, une autre partie reste acquise au sang et se convertit en force utilisable.

Le travail corporel non-seulement donne à l'homme la force et la chaleur, mais encore il éloigne la maladie. La goutte, la gravelle., la pierre, n'atteignent que très-exceptionnellement celui qui se livre à des travaux manuels.

Le travail, en accélérant la circulation du sang, imprime par là même une impulsion plus grande aux fonctions sécrétoires du corps. Les plus importantes de ces fonctions sont la sécrétion de la sueur et la sécrétion de l'urine, deux précieux émonctoires pour l'homme.

La sueur, en s'échappant abondamment par les pores de la peau, entraîne avec elle les germes de mauvaise nature que nous pourrions avoir en nous; et elle peut en même temps faire avorter une maladie imminente.

Le sang contient les éléments d'un acide qu'on appelle acide urique; cet acide est une cause de désordre quand il est trop abondant. C'est par l'urine qu'il s'échappe; et tout le monde sait que le travail favorise l'excrétion de l'urine. L'absence de travail provoquera donc le séjour de l'acide urique dans l'économie; de là cette prédisposition des gens oisifs à contracter la gravelle, la pierre, dont l'acide urique constitue le principal élément.

Le travail exerce une influence heureuse sur tous les organes. L'appétit est augmenté; car, qu'est-ce que l'appétit? sinon l'expression du besoin de réparer. Or, le besoin de réparer n'est-il pas en rapport direct avec la dépense faite? Le travail, c'est la dépense. On sentira donc plus d'appétit après le travail qu'après le repos; et ne nous étonnons pas si nous voyons l'ouvrier de l'atelier ou l'ouvrier des champs absorber de plus grandes quantités d'aliments que le citadin oisif.

## Durée du Travail.

De quelle durée doit être le travail de l'homme? Je touche à un point délicat qui a servi de thème à bien des discussions, et de prétexte à bien des troubles.

Ce que faisaient les pères, les fils ne sauraient-ils le faire? Le travail était autrefois bien plus pénible qu'il ne l'est aujourd'hui. Toutes les opérations de l'atelier, c'était la main de l'homme qui les faisait. Seule elle luttait contre les résistances de la matière ouvrable. Aujourd'hui la vapeur et les progrès de la mécanique ont bien modifié cet état de choses. L'ouvrier est moins un homme de peine qu'un agent intelligent dirigeant ce manœuvre qu'on appelle machine. Toutes les forces dépensées par ce manœuvre allègent donc d'autant la part de fatigue incombant à l'ouvrier. En de telles conditions serions-nous fondés à récriminer si la durée de notre travail ne dépassait pas celle du travail de nos pères?

Il est des travaux qui exigent une grande dépense de forces; il en est d'autres qui n'en exigent que très-peu. On ne saurait donc établir pour tous une durée de travail uniforme. Dans la grande généralité des cas, un travail de 12 heures ne doit pas paraître excessif. La part de temps accordée pour les repas et pour les quelques instants de repos qui les suivent, réduisent cette durée à 11 heures de travail effectif.

## Du Repos.

Le travail, cause de fatigue, appelle naturellement le repos. C'est par le repos que les fibres musculaires retrouvent leur élasticité et leur souplesse premières; et telle est la puissance du repos qu'il n'est pas de fatigues qu'il ne fasse oublier.

Le repos le plus efficace est le sommeil.

Les physiologistes ont varié sur la somme de sommeil qui convient au travailleur. L'excès de sommeil est un mal ; il alourdit la tête, amollit le corps, et prédispose à l'obésité et aux congestions sanguines.

On pense généralement qu'un sommeil de sept heures est grandement et suffisamment réparateur.

Lorsque les nécessités imposeront un travail supplémentaire de nuit, que les patrons n'oublient pas qu'un sommeil insuffisant débilite à la longue les plus fortes constitutions. Le *minimum* de sommeil qu'ils accorderont, dans ce cas, à leurs ouvriers, ne sera pas de moins de six heures. De cette façon, le travail de nuit pourra n'être pas une cause de préjudice.

L'habitude du lever matinal est excellente. On se fatigue bien moins dans son labeur du matin qu'aux autres heures de la journée. L'atmosphère, lorsqu'elle a été échauffée par le soleil, rend plus lourd le fardeau du travail, provoque des transpirations plus abondantes, et conséquemment une plus grande perte de forces. Le moissonneur, en de certains moments, fait sa principale besogne pendant les fraîches heures de la nuit, et consacre au repos les heures brûlantes du jour. Il trouve dans cette combinaison non pas seulement un bénéfice pécuniaire mais encore un avantage réel pour sa santé.

Il est un autre repos aussi indispensable que le repos journalier ; je veux parler du repos hebdomadaire.

Si c'est une loi imposée par la religion, c'est aussi une loi non moins imposée par l'hygiène. Ce repos hebdomadaire a été prescrit par les hygiénistes de toutes les époques. Moïse l'a imposé aux hébreux ; et Hippocrate, le père de la médecine, en a fait un précepte de première nécessité.

Ignorants des conséquences désastreuses que peut avoir pour leur santé l'inobservation de ce précepte, combien de travailleurs courent imprudemment au devant d'une sénilité précoce, d'une fin prématurée ! Vous n'oublierez pas que le jour de repos de la semaine est un des besoins de la nature, et que vouloir s'y soustraire serait s'exposer à de fâcheux mécomptes.

Comment doit être pris ce repos hebdomadaire ? Ce n'est pas l'oisiveté absolue que je conseille ; mais bien plutôt un certain travail de l'esprit. Le travail intellectuel, quand il n'est pas excessif, fait oublier facilement les fatigues du corps. Vous devrez vous occuper de lectures, exercice salutaire qui met en mouvement les rouages de l'intelligence.

Ces lectures, si elles ont trait à des sujets de saine morale, aux œuvres du progrès humain, aux merveilles de l'industrie, aux récits de ces hardis voyageurs qui ont exploré tous les points du globe, aux faits se rattachant tout spécialement à la profession de chacun ; si ces lectures s'éloignent de ces sujets nauséabonds et malsains qu'une presse sans pudeur offre, chaque dimanche, en pâture aux intelligences naïves et inexpérimentées, nul doute qu'elles ne deviennent un puissant moyen de repos, en même temps qu'une occasion de progrès moral.

Ces lectures rappelleront à l'ouvrier qu'il existe un être créateur de toutes choses : que tout n'est pas matière dans l'homme ; qu'il y a dans sa nature un autre être que celui qui porte le poids de la chaleur et du jour ; qu'au delà de la tombe une vie nouvelle nous attend qui sera le dernier acte de la suprême justice.

En s'élevant de temps en temps dans ces régions sereines, en se pénétrant de ces grandes vérités, bases fondamentales de toute société civilisée, l'ouvrier se sentira grandir, et il comprendra que la véritable noblesse ne réside pas dans les distinctions ni dans la fortune, mais bien dans la saine pratique des vertus morales.

Ce repos hebdomadaire est souvent, hélas ! bien mal employé. Les excès de toutes sortes, les plaisirs les plus abrutissants, voilà ce qu'on offre comme délassements, le dimanche, à ce pauvre corps épuisé par les travaux de la semaine !

Les désordres causés à la santé par l'intempérance sont incalculables. De la taverne il s'exhale des émanations perfides, poison dangereux qui a fait bien des victimes, et à l'influence duquel ne résistent pas les constitutions même les plus robustes. Ces écueils que je vous signale ne sont point imaginaires, ils ne sont que trop réels. Puissiez-vous avoir la sagesse de les éviter !

## De l'Ennui.

Le travail exerce sur notre moral une influence des plus salutaires. Il chasse l'ennui.

L'ennui est la plaie des oisifs ; c'est un mal rongeur qui s'attache à leur flanc, et jette sur leur existence les teintes les plus sombres. L'homme oisif, livré par conséquent aux tortures de l'ennui, finit par devenir à charge à lui même. S'il est riche, il subit les atteintes d'un mal connu en Angleterre sous le nom de spleen ; s'il est pauvre, il se sent enclin aux excès de la débauche ou au suicide. Dans l'une comme dans l'autre de ces deux positions le moral court de grands dangers.

Vous tous, travailleurs du corps ou de l'intelligence, vous possédez, sans vous en douter, le plus précieux des talismans, celui qui donne à la vie son charme le plus puissant : le travail. Supprimez, par la pensée, le travail et dites ce qui restera de l'homme, dites ce que deviendrait une société composée de tels êtres.

Combien est grande l'erreur de ceux qui croient que le bonheur réside dans cette situation du riche qui n'a plus à subir la nécessité du travail ! Nous courons tous follement vers ce but envié, nous aspirons après le moment où nous déposerons comme un fardeau gênant le poids de nos instruments de travail. Déception ! L'ennui est là avec son sinistre cortége ; l'ennui que nous ne connaissions pas lorsque nous étions travailleurs.

Ceux qui sont arrivés à cette position où le travail n'est plus une nécessité, ne doivent pas oublier que s'ils veulent échapper aux atteintes de certaines maladies, telles qu'apoplexie, obésité, congestions sanguines, goutte, diabète, ils devront s'imposer le travail ; travail volontaire ou travail obligé, c'est toujours le travail.

L'horticulture est sans contredit le genre de travail qui convient le mieux à cet effet. Un jardin et des livres : voilà, sous une formule laconique, le meilleur conseil hygiénique que je puisse donner aux privilégiés de la fortune ; le jardin sera leur gymnastique du corps, les livres leur gymnastique de l'âme.

## Travail intellectuel.

J'ai parlé du travail corporel, je dois vous parler aussi du travail intellectuel et de son influence sur la santé.

Nous sommes tous des ouvriers ; les uns ouvriers de corps, les autres de la pensée. Le travail de corps, s'il fait exclusion de celui de la pensée, est un travail qui développe la matière, mais qui appauvrit l'intelligence. Le travail intellectuel, sans l'aide des exercices musculaires, énerve l'organisme et atrophie les forces physiques. Les véritables conditions d'une bonne hygiène se trouveront donc dans l'union sagement proportionnée de ces deux espèces de travail.

En France, nous tombons dans les excès du travail intellectuel ; l'éducation physique n'est pas assez cultivée. On néglige trop le gymnase. De là ces constitutions délicates qu'on trouve en si grand nombre dans nos écoles. Et c'est pourtant à cet âge de la vie que l'homme devrait se livrer le plus aux exercices violents du corps.

L'Angleterre est plus avancée que nous sous ce rapport. L'aristocratie, dans ce pays-là, ne dédaigne pas d'exercer le corps en même temps qu'elle cultive les travaux de la pensée. Aussi trouve-t-on, de l'autre côté du détroit, des races qui se sont conservées avec toute leur vigueur primitive.

Chez nous, les fils de famille, nés dans l'opulence, sont en général élevés dans l'oisiveté. Les filles surtout se font remarquer par l'abaissement du niveau des forces physiques. Cet abaissement si regrettable est le fruit d'une éducation mal comprise.

Ces femmes débiles, à qui la nature a confié la mission de propager l'espèce, pourraient-elles jamais donner le jour à des races fortes? L'enfant hérite souvent des vices constitutionnels de la mère. Faites donc des mères vigoureuses et vous aurez des générations robustes, et vous donnerez à la société et à la patrie des défenseurs dignes de ce nom.

Qu'est devenu ce type si beau de la femme, ce type grec que les siècles ont admiré et qu'ils admireront toujours? Il n'existe plus; et le modèle manquerait aujourd'hui à Phidias s'il lui fallait faire sa *Vénus de Milo*, car la femme moderne a déformé, par des compressions inintelligentes, ce torse admirable de la Vénus antique qui réunit d'une manière si parfaite la grâce des lignes et la mâle vigueur des formes.

S'il n'y avait dans ce parallèle qu'une question de plastique, je ne m'y arrêterais pas; mais il y a aussi une haute question sociale. Ces dégénérescences de stature, de formes, accusent ordinairement une altération de la santé. C'est là ce qu'il y a de grave.

L'économiste inquiet demande quand s'arrêtera cette dégénérescence de l'espèce, et l'hygiéniste répond qu'elle s'arrêtera le jour où l'on modifiera profondément le système d'éducation physique de la jeunesse.

## Du travail de la femme. — Du travail de l'enfant.

La femme a une constitution moins robuste que l'homme, sa taille est moins élevée, ses membres moins charnus, elle ne possède donc pas autant que lui les éléments qui font la force. Vouloir asservir à un travail excessif cet être à qui la Providence n'a donné que des forces très limitées, serait aller contre l'ordre naturel des choses.

Avant le Christianisme, la femme n'occupait pas dans la société le rang élevé qu'elle occupe aujourd'hui ; elle était sous la dépendance tyrannique de l'homme, et le tyran abusait de son esclave. Les travaux les plus pénibles lui étaient imposés, et les devoirs de la famille devaient conséquemment être négligés.

Ces devoirs, dans notre société moderne, sont des devoirs de premier ordre qui ont la priorité sur tous les autres. C'est après avoir accompli ces devoirs, après avoir pourvu aux besoins de celui dont elle est la compagne, après avoir nourri de son lait ceux à qui elle a donné le jour, présidé à leur éducation, semé dans leur cœur le germe des vertus morales, c'est alors seulement que la femme pourra s'occuper des travaux du dehors.

Dans les campagnes, les soins du ménage ne sont pas aussi impérieux qu'à la ville et ils permettent généralement à la mère de famille de consacrer à des travaux extérieurs une certaine partie de son temps.

Quels sont les travaux qui conviennent le mieux à

sa constitution? Ceux du jardinage, de la viticulture, et une grande partie des travaux des champs.

Les travaux de l'atelier, de la manufacture, de la houillère ne sauraient lui convenir. Il règne dans ces lieux un air concentré duquel s'accommoderait mal la nature délicate de ses poumons; il s'exhale aussi de ces centres industriels un souffle malsain qui peut déflorer l'âme et faire descendre la femme du rang élevé que Dieu lui a assigné au rang avili d'un être abject.

La jeune fille, malgré son peu de développement physique, est soumise souvent à des travaux qui, sans être excessifs, n'en sont pas moins préjudiciables à sa santé. L'apprentissage dans les ateliers de couture, de repassage, de broderie, le travail dans les filatures de coton, de laine, de soie, sont ses occupations les plus habituelles.

Ces occupations sont en général peu salubres; et cette insalubrité résulte moins d'un excès de fatigue que d'un défaut de mouvement. Les parents veilleront donc à ce que leurs filles ne soient pas par trop privées des exercices salutaires de la locomotion. La fréquence de la phthisie chez elles ne s'explique que par l'insalubrité de leurs professions. Combien plus profitables à la santé les travaux des champs!

Le travail des jeunes garçons devra aussi être surveillé. Au jeune ouvrier on donnera une éducation physique plus solide, car c'est à lui qu'est destinée la plus lourde part des travaux manuels.

L'homme est un édifice dont la construction n'exige pas moins de vingt années. La première période de la vie sert d'assises à cet édifice. C'est alors surtout qu'on devra employer de bons matériaux, faute de quoi le monument manquerait de solidité et résisterait mal aux outrages du temps. L'avenir de l'homme dépend donc de la direction bonne ou mauvaise donnée au premier âge de la vie.

On ne se préoccupe généralement pas assez du développement intellectuel et moral de l'enfant. On a hâte de le mettre à des travaux lucratifs afin de bénéficier plus vite du produit de ses débiles mains, sans songer que ce produit est un impôt injustement prélevé sur le faible avoir de son intelligence. Le temps qu'il consacre au travail du corps c'est au travail de l'esprit souvent qu'il devrait le donner.

Cet enfant pourra savoir bien façonner le bois, la pierre, le fer, mais il restera étranger aux notions les plus élémentaires de la science; et son âme grandira dans l'ignorance la plus complète des qualités qui font l'homme vertueux et l'honnête citoyen.

C'est pour atténuer les effets de cette négligence déplorable des parents, que des industriels philantropes, obéissant aux plus nobles inspirations, ont fondé dans leurs établissements des écoles primaires. Nous avons, aux portes de Soissons, un établissement remarquable, la verrerie de Vauxrot, où fonctionne depuis plusieurs années cette admirable création d'enseignement scolaire. Il y a école de garçons et école de filles, et entre ces deux écoles s'élève le temple de la prière. C'est ainsi qu'on offre à l'enfance, à titre purement gratuit, le pain de l'intelligence et le pain de l'âme.

Le travail des enfants a été de tout temps un objet de vives préoccupations pour les gouvernements. Une loi du 22 mars 1841 a posé les premières bases de l'organisation de ce travail. Cette loi a reçu quelques modifications en 1850.

La loi des contrats d'apprentissage du 22 février 1851 a fait faire un nouveau pas à cette question. Enfin en 1874 l'Assemblée législative a voté, sous l'inspiration du docteur Rousselle, un ensemble de dispositions qui donneront, espérons-le, satisfaction plus complète aux intérêts de l'humanité sans préjudicier à ceux de l'industrie.

## De l'exercice chez le vieillard.

Comme complément de cette étude sur le travail, je devrais envisager ce travail au point de vue de la différence des climats et des divers âges de la vie. Ce développement m'entraînerait trop loin. Je me contenterai de faire — et c'est par là que je termine — quelques réflexions sur le travail chez le vieillard.

Si la vieillesse n'est plus l'âge des travaux fatigants, elle n'est pas non plus, comme on se plaît à le dire, l'âge du repos complet. Le calorique du sang, refroidi par les années, a besoin de se raviver aux sources du travail. Ce travail consistera surtout en des exercices de locomotion.

Ces exercices contribueront puissamment à entretenir le mouvement circulatoire et à répandre partout la chaleur et la vie. Les articulations, qui n'ont plus à cet âge autant de synovie, et qui, par conséquent, se prêtent mal aux grands mouvements de flexions et d'extensions, ces articulations trouveront dans les exercices de la locomotion un préservatif contre ces roideurs des membres qui amèneraient bientôt l'immobilité absolue.

Tant que la marche sera possible, le vieillard devra marcher. Ce sera son dernier travail corporel, ce sera sa meilleure sauvegarde ; et ajoutons, ce sera aussi sa dernière et sa plus douce jouissance ; car cet exercice, pris avec des amis, est pour l'homme chargé d'années, un des plus grands plaisirs qu'il puisse goûter.

On converse ; et c'est le temps passé qui défraye le plus ordinairement ces entretiens intimes. L'avenir a, pour le vieillard, des horizons très bornés, il n'en prend que médiocre souci ; c'est dans les souvenirs de sa jeunesse qu'il va chercher ses sujets de conversations. Il aime à remonter le cours des années pour y trouver quelque étincelle de ce feu tout juvénil qui l'animait autrefois, et ces souvenirs-là suffisent à son bonheur.

Lorsqu'on a consacré sa vie aux travaux intellectuels, on ne saurait, quelque soit son âge, rompre avec ces habitudes-là. Je dirai même que plus on avance dans la vie, plus on se complaît dans l'étude.

Ce serait une grave erreur de croire que les forces de l'intelligence subissent la même dépression que celles du corps. Il est certaines facultés même qui s'exaltent avec l'âge. Le vieillard n'aura pas, il est vrai, la vivacité d'esprit de la jeunesse, l'amour passionné des découvertes, le brillant du génie inventif, mais il possédera un jugement plus sain. Instruit au contact des hommes et des choses, il appréciera plus nettement les événements, et il lira d'un œil plus sûr dans l'avenir.

Voltaire, à 83 ans, traçait encore des pages brillantes; Buffon avait 71 ans lorsqu'il composait le plus parfait de ses ouvrages, les *Epoques de la Nature*; Fontenelle, qui a vécu 100 ans, n'a cessé d'écrire; Auber écrivait à 82 ans un des beaux opéras de son répertoire; Thiers, Guizot et d'autres contemporains nous disent éloquemment que l'intelligence ne vieillit pas toujours avec le corps.

Comme preuve de l'influence qu'exerce sur la santé l'union de l'exercice corporel et de l'exercice intellectuel, je citerai l'exemple célèbre de Louis Cornaro, gentilhomme vénitien du XVIe siècle, auteur d'un ouvrage intéressant intitulé : De la Sobriété.

« Je fais, dit-il lui-même dans cet ouvrage, je fais « de fréquentes promenades. Je prends tous les plai- « sirs permis à un honnête homme, jusqu'à la musique « où je fais très-bien ma partie. Oh! que vous trou- « veriez ma voix belle si vous m'entendiez chanter « les louanges de Dieu sur ma lyre! Je suis plein « de vigueur et de santé; tous mes sens sont par-

« faits; ma mémoire, mon cœur, mon jugement, le son « de ma voix, mes dents, rien n'est changé. J'écris de « ma main sept à huit heures par jour, et le reste « de la journée je me promène. »

Il avait 91 ans quand il écrivait ces lignes. Cornaro est mort à l'âge de 100 ans.

Une telle longévité n'est-elle pas faite pour tenter? Eh bien! elle n'est pas au-dessus des forces humaines aidées par une volonté ferme. Le travail ne tue pas la santé, il l'entretient, il l'améliore, il en prolonge la durée. Celui qui sait allier le travail de l'intelligence au travail manuel, qui possède assez de philosophie pour se roidir contre les événements, contre les coups de la fortune, contre les mille accidents dont la vie est semée, et qui ne déviera jamais des saines lois de la sobriété, celui-là est presque sûr d'arriver à un âge avancé ; il peut prétendre même à vivre aussi longtemps qu'a vécu Louis Cornaro, car la durée normale de la vie de l'homme est d'un siècle.

« Une vie séculaire, dit Flourens, voilà ce que la « Providence a voulu donner à l'homme. Peu d'hom- « mes, il est vrai, arrivent à ce grand terme; mais « combien peu font ce qu'il faudrait pour y arriver? « Avec nos mœurs, nos passions, nos misères, l'hom- « me ne meurt pas, il se tue. Quand on meurt de « vieillesse et non de maladie, on ne meurt pas avant « 100 ans. »

Les horticulteurs possèdent un précieux privilége, celui d'occuper le premier rang dans l'échelle des longévités humaines. Appelés par le seul fait de leur profession aux chances heureuses d'une longue vie, ils auront à faire, par conséquent, moins d'efforts que tout autre pour arriver à ce terme si digne d'être envié. La chose vaut la peine qu'on y réfléchisse, et je la livre, messieurs, à vos sérieuses méditations.

# DE L'ALCOOL & DU TABAC

## Au point de vue de leur influence sur la santé

---

§ 1er.

### ALCOOL

Le vice de l'ivrognerie a été de tout temps une cause de souci pour les gouvernements. Ce vice depuis quelque temps avait pris de telles proportions que nos législateurs ont dû édicter récemment des peines contre ceux qui s'adonnent aux excès alcooliques. Ces lois ont été considérées par un grand nombre comme une innovation; c'est une erreur. A maintes époques de notre histoire, on trouve des souverains prenant contre les ivrognes des mesures de répression énergiques.

Nos lois modernes sur cette matière sont loin d'être sévères comme l'étaient celles du moyen-âge. Un édit de François Ier condamnait tout ivrogne à la prison, au pain et à l'eau. Charlemagne avait condamné à la même peine le seul fait de trinquer, sans préjudice de la peine des verges pour les flagrants délits d'ivresse. Pour une première fois, les verges étaient appliquées en lieu clos; pour les récidives, elles étaient administrées sur la place publique.

Dans les Gaules, sous l'empereur Domitien, les lois répressives étaient devenues si insuffisantes qu'on a dû recourir à un moyen extrême ; on arracha toutes les vignes. Alors seulement l'ivresse a disparu. Elle a disparu dans les Gaules, mais elle a reparu non moins intense dans l'Arabie. Mahomet suivit l'exemple de Domitien ; il fit arracher, lui aussi, toutes les vignes dans ses états ; et de plus il inscrivit dans son Koran l'abstinence absolue des spiritueux.

L'alcool a été découvert au commencement du XIII$^e$ siècle par un célèbre alchimiste, Arnaud de Villeneuve, qui trouva ce liquide en cherchant la pierre philosophale.

Quelques années plus tard, Raymond Lulle, disciple ardent d'Arnaud de Villeneuve, trouva que cet alcool étendu d'un tiers et même de moitié d'eau, constituait un liquide propre à rendre les plus grands services à l'humanité. Il le considérait comme un remède capable de retarder la vieillesse, de prolonger la vie et de conjurer la mort. Aussi donna-t-il, dans son enthousiasme, au liquide qu'il venait de composer, le nom prétentieux d'*Eau-de-Vie*, nom qu'il a conservé jusqu'à nos jours. Raymond Lulle le conseillait par gouttes qu'il appelait *gouttes vitales*. Le nom de *goutte* est resté dans le langage vulgaire, mais la goutte moderne a grossi dans des proportions colossales ; après avoir été petit verre, elle est devenue pour quelques-uns cinquième de litre.

Où l'alcool rend d'incontestables services, c'est certainement en médecine. Il entre dans la préparation de certains médicaments, et il est souvent employé dans les pansements de plaies qui ont besoin d'être vivement stimulées. Mais nous n'avons point à nous occuper ici de ce côté utile des produits alcooliques. Nous ne parlons que de l'homme à l'état de santé ; je maintiens que dans ces conditions-là l'alcool n'a jamais été utile à l'humanité.

Les populations qui vivent sous la loi du Koran, laquelle impose l'abstinence rigoureuse des spiritueux, valent bien, pour la force, celles qui s'adonnent à l'usage, et surtout à l'excès de ces boissons. *Fort comme un turc* est un dicton connu de tout le monde ; c'est qu'en effet les habitants de la Turquie, ceux de l'Afrique, de l'Egypte, de l'Indoustan, de la Perse, ont une vigueur de constitution que n'ont jamais connue nos buveurs d'alcool ou d'absinthe, et que ne connaîtra jamais cette jeunesse efféminée qui s'inocule insouciamment, par les vapeurs du tabac et les excès de spiritueux, les germes d'une décrépitude sénile.

Ce qu'on ne sait peut-être pas c'est qu'il n'y a qu'un vingtième de la population du globe qui fasse usage de vin et d'eau-de-vie. Les dix-neuf autres vingtièmes boivent de l'eau, du café, du thé ou des boissons fermentées ne contenant qu'une faible proportion d'alcool. Et, chose digne d'être notée, la vie est plus longue chez ces derniers qu'elle ne l'est chez les autres.

Il a été constaté dans les villes manufacturières, où domine la classe ouvrière, que la vie moyenne décroissait à mesure qu'augmentait la consommation de l'alcool et du tabac.

« La frugalité favorise le développement des « forces ; et un peuple a tout à perdre en s'adonnant « aux excès de la table. La République de Rome « n'a pas eu d'égale en puissance tant qu'elle s'est « maintenue dans les limites d'une sage tempérance, « tant qu'elle a considéré comme vertu civique la « frugalité ; mais Rome vit toute sa puissance décroî- « tre, sa grandeur s'évanouir sous les coups de « l'intempérance et de la corruption. » (1)

(1) Le Tabac et l'Absinthe par le docteur Jolly.

## Consommation d'alcool.

Quelque déplorables que soient les abus de l'alcool en France, il est cependant des contrées du globe où la consommation alcoolique est encore plus développée. La Suède a occupé longtemps le premier rang; puis l'Allemagne, l'Amérique et l'Angleterre. Cette dernière nation a pris enfin le dessus, et elle semble ne vouloir se laisser dépasser par aucune autre.

Dès l'année 1744, au dire de Smolett, publiciste anglais, on voyait à Londres de cyniques enseignes de débit d'eau-de-vie, conviant le public à venir s'enivrer pour la somme d'un penny (10 centimes), et à se saturer jusqu'à l'état de mort-ivre, moyennant 2 penny (20 centimes), avec droit à un lit de paille neuve pour pouvoir se dégriser.

L'Angleterre, à cette époque, consommait annuellement 200 millions de litres d'eau-de-vie, représentant un prix qui excède le prix du pain nécessaire aux besoins de la population totale de la Grande-Bretagne. La seule ville de Londres absorbait annuellement 80,000,000 de litres de liqueurs fortes pour une population de 3 millions d'habitants. L'élément consommateur étant à peu près le tiers de cette population, la part attribuée à chacun serait, d'environ 80 litres de spiritueux par an. Manchester Glascow et d'autres villes de fabrique présentent une consommation identique. (1)

La France, disons-le avec joie, n'est pas descendue à ce degré de démoralisation. Elle s'enivre, c'est vrai, mais plus d'ambition, de gloire et de fortune que d'alcool. Elle a en elle un instinct de bonne éducation qui l'empêche de descendre aussi bas que

(1) Loco cit.

les nations dont je viens de parler. Mais que l'ouvrier prenne garde; il est lancé sur la pente, et s'il ne serre le frein, la vitesse acquise l'empêchera de s'arrêter, et peut-être descendra-t-il un jour au niveau dégradant de l'habitué d'une taverne anglaise.

Je ne vous cacherai pas cependant l'étendue de la plaie qui nous ronge aussi. Notre consommation d'alcool a pris, depuis quelque temps des proportions affligeantes. En 1820, la France consommait 350,000 hectolitres d'alcool; en 1869, elle en consommait 978,000. L'absinthe seule, ce poison si terrible qui nous vient de la Suisse, entrait, en 1862, pour 75 mille hectolitres.

Un document émané récemment du ministère des finances nous apprend que le Trésor, dans les neuf premiers mois de l'année 1875, a vu ses recettes sur les boissons augmenter de 28 millions, par rapport aux évaluations budgétaires. Devant un tel résultat l'économiste se réjouit, et le moraliste s'attriste.

Les départements du Nord de la France sont ceux qui absorbent le plus de liqueurs fortes; c'est là aussi que se comptent en plus grand nombre les cas de folie et de suicide, triste cortége de la funeste habitude de boire. La proportion des cas de folie s'est toujours accrue avec la consommation des spiritueux. L'une est la conséquence fatale de l'autre.

Dans nos villes manufacturières, telles que Rouen, Amiens, Lille, Lyon, Saint-Quentin, Reims et autres, la consommation est bien plus élevée qu'ailleurs. Il est rare qu'elle descende au-dessous de 22 litres par tête et par année, ce qui représente à peu près le prix du pain de chaque individu. A ce prix ajoutez celui du tabac qu'achète le fumeur, et vous aurez, comme dépense annuelle, une somme à peu près équivalente au prix de l'achat du pain nécessaire à toute la famille.

**L'Alcool accroît le nombre des crimes.**

La statistique, depuis longtemps, a prouvé que les crimes et les condamnations suivaient une progression parallèle à celle de la consommation acoolique. Le caractère naturel du Français n'a rien de barbare, rien de cruel; l'urbanité des manières, la bonté et la générosité du cœur sont des qualités qui lui sont propres et que les étrangers se plaisent à reconnaître. Sous l'influence de l'alcool, ces qualités disparaissent pour faire place aux plus mauvais instincts. Le Français devient grossier, haineux, porté à la colère et à la vengeance, et c'est alors qu'il commet le crime.

L'ivresse, autrefois, était considérée comme circonstance atténuante par le juge qui prononçait son arrêt, aujourd'hui elle est cause aggravante; on veut punir, non sans raison, deux crimes à la fois.

Cette recrudescence dans la criminalité se comprend facilement. L'habitude de boire entraîne la ruine : la ruine, c'est la pauvreté; c'est la mendicité et le vagabondage; c'est la dissolution des ménages; c'est l'abandon de la famille; c'est cette foule de petits êtres délaissés qui deviendront des parias dans la société et qui ne connaîtront pas d'autres milieux que ceux où ont vécu leurs pères. Ces bas-fonds existent chez tous les peuples; et ils sont un danger permanent pour l'ordre public.

Notre histoire contemporaine offre un exemple sinistre de ce que j'avance. Les saturnales de nos dernières années n'ont-elles pas été résolues et mises à exécution par cette populace sans dieu et sans loi qui ne connaît qu'une jouissance, celle de boire? Le cabaret était son lieu de réunion, elle s'inspirait aux vapeurs des spiritueux, et c'est un verre d'une main et une torche de l'autre qu'elle mettait à exétion ses infâmes projets. Vous ne me contredirez nc pas, messieurs, si je vous dis que les abus spiritueux sont un danger réel et permanent pour société.

## Maladies causées par les excès alcooliques.

Examinons maintenant le tort que ces abus causent la santé des individus.

Le plus fréquent, le plus terrible des effets causés r ces abus, c'est la folie. La moitié des cas de lie en Angleterre sont provoqués par les excès alcool. Les entrées à la maison de Bicêtre, ce grand pôt d'aliénés de Paris, ont augmenté dans les oportions suivantes : en 1856, on comptait 99 en-ées pour folie alcoolique; en 1860 on en comptait 7; en 1864, 300; en 1870, 377.

La folie continue est précédée d'accès de folie ssagère qu'on désigne dans la science sous le m de *Delirium tremens*.

Dans ces accès, qui ont ordinairement une durée sez limitée, il se produit des faits d'une excentricité ouïe et qu'on n'observe pas chez celui qui est teint de folie continue. J'en ai vu qui, inconsciem-ent, se frappaient la tête contre les murs de leur banon qu'ils rougissaient de leur sang. Il y a ıelques jours, les journaux nous faisaient le récit un drame affreux arrivé non loin de notre départe-ent. Un père, dans un accès de *Delirium tremens*, sauvait dans les chemins tenant par les pieds un ıfant de dix-huit mois, et dans sa course insensée frappait contre le sol la tête de ce petit être qu'il ıérissait. De tels faits s'observent rarement dans folie continue; c'est la folie alcoolique qui a le rivilége de ces férocités-là.

L'alcoolisé, avant de tomber dans le *Delirium*, présente ordinairement les symptômes du tremblement alcoolique. Dans cette période, le corps est constamment agité, les doigts se meuvent comme s'ils étaient soumis à un courant électrique; les travaux de précision ne sont plus possibles; les objets que l'on tient échappent involontairement des mains. L'individu qui présente de tels symptômes se trouve au premier degré de l'alcoolisme; l'eau-de-vie ou tout au moins le vin blanc sont ses boissons favorites. Pour lui la folie est proche; et il y arrivera certainement à bref délai s'il n'a pas la sagesse de rompre avec ses funestes penchants.

L'alcool détermine souvent l'hydropisie. Voyez ce buveur fort et vigoureux; ses apparences de santé semblent défier la maladie, et on dit de lui qu'*il porte bien son vin*. Suivez-le et vous verrez son appétit diminuer peu à peu, puis enfin disparaître. L'habitude de boire fait généralement perdre l'habitude de manger. Le sang ne trouvant plus dans une alimentation suffisamment substantielle les principes réparateurs dont il a besoin, finit par s'appauvrir et se décomposer; et c'est alors que ce sang, devenant de plus en plus fluide, s'épanche sous forme aqueuse dans le tissu graisseux et quelquefois dans les cavités de la poitrine ou de l'abdomen; d'où ce dicton : Qui a vécu dans le vin périra dans l'eau.

L'alcool, mais principalement l'absinthe, donne l'épilepsie. Cette absinthe est composée avec de l'alcool à 70 degrés, et elle recèle des huiles volatiles d'anis, d'angélique, de cardamome et autres dont l'action toxique et la puissance irritante portent leurs effets principalement sur le cerveau. Qu'est-ce que, ce dépôt blanchâtre que savent détacher si artistement de la liqueur d'absinthe les consommateurs, en versant l'eau goutte à goutte? De l'huile essentielle ;

de ces huiles qui sont classées parmi les poisons. S'étonnera-t-on que les buveurs d'absinthe présentent en si grande fréquence ces affections du système nerveux qui se révèlent tantôt par une titubation de la marche, tantôt par des secousses tétaniques, ou par des paralysies partielles des membres?

Le foie est un organe qui est, lui aussi, atteint fréquemment par l'alcoolisme. L'alcoolisé devient bouffi et présente un teint jaunâtre. Le foie, vous pouvez en être sûr, est, dans ce cas, profondément malade, soit d'une congestion, soit d'une dégénérescence adipeuse ou squirrheuse.

Le docteur Decaisne, qui a fait une étude spéciale des effets désastreux de l'alcoolisme, nous donne l'énumération des préjudices causés par cet alcoolisme à la santé publique.

Ces préjudices, il les classe de la manière suivante :

1° Accroissement des délits et des crimes;

2° Accroissement du nombre des suicides;

3° Transmission héréditaire de ces malheureux penchants;

4° Aptitude des enfants à contracter l'épilepsie, la folie, la scrofule, bien que les parents n'en fussent pas atteints;

5° Affaiblissement de la puissance génitale;

6° Dépopulation.

Dans la Grande-Bretagne, le nombre des décès par excès de boissons est évalué par le docteur Bergeret à 100,000 par année; dans ce nombre, les femmes figurent pour 24,000.

Ce qui se passe en Amérique est bien de nature à attrister profondément quiconque s'intéresse aux grandes questions humanitaires. D'après M. Everett, Ministre des affaires étrangères à Washington, l'alcool, de 1860 à 1870, c'est-à-dire dans une période de dix années, a détruit 300,000 existences, a envoyé

100,000 enfants aux maisons des pauvres, a consigné au moins 150,000 personnes dans les prisons et les pénitenciers, a fait au moins 1,000 fous, a poussé à la perpétration de 1,500 assassinats, a déterminé 2,000 suicides, a incendié ou détruit par violence pour 50,000,000 de francs, a fait 200,000 veuves et 1,000,000 d'orphelins.

« La malheureuse passion de l'alcool, dit le docteur « Joly, flétrit l'homme jusque dans sa race. Les « enfants conçus dans les vapeurs spiritueuses sont « souvent des fruits dégénérés, et peu viables. Les « populations Suédoises qui abusent à un si haut « degré de ces boissons dangereuses offrent le plus « d'exemples de monstruosités congéniales et de « toutes les formes d'affections cérébrales. L'absinthe « seule, d'après Lippick, éteint en germe les deux « tiers des enfants. »

## De l'ivresse ; des cabarets.

L'ivresse de vin diffère notablement de l'ivresse alcoolique ; elles ont cependant un point de contact : l'une et l'autre elles produisent la perte de la raison. Mais la première n'a pas les emportements de la seconde; elle est bruyante quelquefois, le plus souvent elle est calme. La gaicté, l'hébétude ou la somnolence sont les formes les plus fréquentes de cette sorte d'ivresse. L'ivresse causée par l'alcool développe au contraire chez l'homme des instincts et des passions qu'il ne connaissait pas; elle violente la nature; et tel qui possède un caractère doux et bienveillant deviendra colère et vindicatif sous l'influence des spiritueux.

La physionomie de l'homme ivre de vin exprimera la stupidité et l'idiotisme, mais sous l'empire des vapeurs alcooliques, ses yeux deviendront brillants, son regard sinistre inspirera l'effroi, et, s'il frappe, ses coups seront souvent des coups d'assassin.

Nos pères s'enivraient, mais ils ne commettaient pas le crime. Dans nos contrées, il y a 30 ou 40 ans, les habitants de la campagne ne consommaient pour ainsi dire pas d'autres liquides que le vin. Lorsque ce vin leur avait troublé la raison, ils revenaient en titubant au logis, et après quelques heures de sommeil tout rentrait dans l'ordre; la ménagère seule avait eu à subir peut-être quelques mauvais traitements. L'alcoolisme, lui, est un fléau qui préjudicie non pas seulement à la famille, mais bien aussi à l'ordre public, à la morale, à la société. Vous voyez, messieurs, combien il est important qu'on oppose une digue à ces excès de spiritueux qui causent un si grand désordre dans notre monde moderne.

Vous parlerai-je des accidents que provoque l'état d'ivresse? Innombrables sont les plaies et blessures, les infirmités et les décès dûs à cette cause. Chaque jour est marqué par de nouveaux sinistres. L'homme qui a perdu la raison dans des excès de boisson n'est plus apte à diriger sa marche, et les chutes sont fréquentes, chutes terribles quelquefois. Que d'existences moissonnées par les accidents alcooliques !

La loi que le gouvernement a édictée contre l'ivresse arrêtera-t-elle la marche toujours croissante de notre consommation alcoolique? Je ne le pense pas. Cette loi est trop incomplète, elle effleure trop superficiellement le mal pour qu'elle produise quelque résultat; c'est plus profondément qu'il faut descendre, c'est aux racines mêmes de ce mal qu'il faut s'adresser. La guérison est à ce prix. Un jour, espérons-le, les cabarets seront plus sévèrement réglementés, en attendant le moment où il sera possible d'en diminuer le nombre.

Les cabarets sont en effet des lieux dont la fréquentation entraîne les suites les plus déplorables.

Ce sont des écoles de démoralisation où l'homme désapprend vite ce qu'il ne devrait oublier jamais, les notions d'honneur et de dignité; c'est là que se dissipe l'épargne laborieusement amassée, c'est là aussi que se gaspille en un instant le pain de la famille.

Savez-vous combien la France compte de maisons où l'on fait débit de boissons? Quatre cent mille. La ville de Soissons en compte cent-dix-huit, tant hôteliers, aubergistes, cabaretiers qu'épiciers. Ces derniers figurent dans ce nombre pour trente-quatre. Je ne tiens pas compte des maisons assez nombreuses encore où l'on vend des boissons à emporter.

N'est-on pas en droit de s'étonner que dans une ville de moins de 10,000 âmes il ait pu s'établir un si grand nombre de débitants? Pour en trouver la cause il faut remonter à une dizaine d'années. A cette époque là une malencontreuse ordonnance ministérielle autorisa tout citoyen à ouvrir une maison de débit dès lors qu'il présentait des garanties morales suffisantes. Aussitôt surgirent de toutes parts de nouveaux cabarets.

Le gouvernement, en 1872, effrayé avec juste raison, des conséquences d'une telle mesure, mit arrêt à cet état de choses. Il défendit qu'on créât de nouveaux établissements. Mais ceux qui existaient n'ont pas pu être détruits. C'étaient des propriétés qui avaient des droits acquis.

## Société de tempérance.

Des hommes au cœur généreux, voyant avec une profonde tristesse la nation descendre et décliner dans cette voie fatale, se sont demandés comment on pourrait l'arrêter sur cette dangereuse pente. Ils ont formé dans ce but, à Paris, une Société dite *Association Française contre l'abus des boissons alcooliques.*

Les noms les plus illustres figurent au nombre des membres de cette Société; les personnages de la plus haute distinction n'ont pas dédaigné de venir apporter à cette œuvre le concours de leur influence : les de Broglie, les Bouillaud, les Richard Wallace, les Laboulaye, les Dumas, les Barth, ont tenu à honneur de figurer au nombre des fondateurs de cette œuvre essentiellement humanitaire et patriotique.

Cette Société, qui poursuit sans cesse son but moralisateur, a étudié les diverses boissons en usage dans la classe ouvrière au point de vue de l'hygiène et de l'économie domestique. Je ne vous dirai pas toutes les recherches auquelles cette Société s'est livrée, je ne veux que vous transmettre un des conseils qu'elle donne à l'ouvrier et à l'habitant des campagnes, à ceux du Nord surtout qui n'ont pas le vin à leur disposition. Elle leur dit : abstenez-vous d'eau-de-vie, de cette eau-de-vie de betterave surtout qui se fabrique si en grand dans votre pays ; remplacez cette boisson malsaine par le café. L'usage du café n'a rien qui soit contraire à la santé. Buvez du cidre, buvez aussi de la bière, non de cette bière si chargée d'alcool qui nous vient de l'Angleterre, mais de la bière française qui ne contient qu'une infime proportion de cette substance excitante.

Elle leur dit encore que les ingestions fréquentes de liquide entre les repas sont nuisibles à la santé ; l'estomac, comme les autres organes, a besoin de repos pour accomplir efficacement les fonctions qui lui ont été dévolues par la nature. Si, par des libations incessantes, vous condamnez votre estomac à un travail continu de digestion, cet organe, si bon qu'il soit, s'usera vite.

Ce besoin de boire d'ailleurs n'est pas un besoin naturel, c'est le reflet d'un feu intérieur allumé par les excès alcooliques. En évitant ces excès vous faites taire ces soifs anormales, et vous vous placez dans d'excellentes conditions pour retirer de vos aliments tout le fruit désirable.

Cette question de l'alcool, je ne l'ai qu'ébauchée ; elle comporte des développements que je ne saurais donner ici et que je ne veux pas imposer à votre patience : vous la trouverez longuement élaborée dans un petit volume intitulé : le *Tabac et l'Absinthe*, dû à la plume élégante du docteur Joly, membre de l'Académie de médecine, et que je vous engage fortement à lire et à méditer. J'ai trouvé dans ce livre intéressant auquel j'ai fait de nombreux emprunts, une grande partie des matériaux de cette conférence.

Je ne terminerai pas sans faire un chaleureux appel à votre concours, sans vous prier de vous associer à ces hommes de cœur et à leur active propagande contre les excès alcooliques qui menaçent de gangrener non seulement les classes ouvrières, mais d'autres classes encore plus élevées dans l'échelle sociale. Chacun exerce autour de soi une certaine influence ; le patron sur l'ouvrier, le maître sur le serviteur. Si le désordre part de haut il se propagera vite. C'est de haut que doit descendre au contraire le bon exemple.

En travaillant de concert à cette œuvre de régénération nous ne travaillerons pas seulement pour notre santé individuelle, nous travaillerons aussi et surtout pour la Société toute entière ; et nous pourrons nous glorifier d'avoir accompli un devoir de la plus haute morale et du plus intelligent patriotisme.

---

## § II.

# DU TABAC

Dans l'assaut que je viens de livrer à l'alcool, je savais que j'étais en parfaite communion d'idées avec vous. Je vous sentais à mes côtés; vous me rendiez fort. En sera-t-il de même pour le tabac ? Je n'ose pas l'espérer. Je crains même que beaucoup d'entre vous ne me délaissent pour passer à l'ennemi. Malgré ces défections je combattrai, dussé-je être seul, tant ma cause me semble juste. Je veux traiter mon sujet avec la plus grande indépendance, persuadé que nul parmi vous ne se sentira blessé par mes paroles.

Messieurs les fumeurs me permettront de leur faire en quelques mots l'historique de la plante à laquelle ils sont redevables de tant de jouissances. Je ne leur apprendrai rien si je leur dis que cette plante est originaire de l'Amérique où elle était cultivée de temps immémorial. Un missionnaire espagnol qui faisait partie de l'expédition de Christophe Colomb, du nom de Fray Romano Pane, en envoya des graines à Charles-Quint, en 1518; et cet empereur les fit semer et cultiver d'abord dans l'île de Cuba. Le Portugal ne tarda pas à suivre l'exemple de l'Espagne; et ce fut lui qui eut le premier l'idée de soumettre cette plante au régime fiscal.

Vers 1560, la France était représentée à la cour de Lisbonne par Jean Nicot qui avait cultivé le tabac dans son jardin et avait expérimenté la poudre sur lui-même contre la migraine. Catherine de Médicis, Reine régente de France, était sujette, elle aussi, aux migraines; et l'ambassadeur Nicot lui envoya galamment de cette poudre comme devant la guérir. Cette plante fut longtemps connue en France sous le nom de *Nicotiane* dérivatif de Nicot : et le nom de son extrait, *nicotine*, provient de la même source.

La mode, qui l'aurait cru! s'est un jour emparé du tabac à priser. Sous Louis XIII et Louis XIV, il était de bon ton de priser. Chacun, muni de son petit rouleau de tabac et de sa rape qui devait le réduire en poudre, usait de cette délicieuse nicotiane ; on en prenait, on en offrait. Il était d'étiquette de se présenter à la cour ou dans un salon la rape à la main, et le jabot saupoudré de tabac, et le nez plus ou moins farci de la précieuse poudre.

« Le tabac à priser qui, je crois, prit naissance en « Europe voulut franchir les mers et aller tenter for- « tune en Orient, là où l'on ne connaissait que le tabac « à fumer et le luxe des pipes; mais tout ne fut pas « rose pour lui. L'innovation déplut tellement au « Sultan Mahomet IV qu'il la défendit dans ses états « sous peine de mort; et il en fut de même d'un Grand « Duc de Moscovie qui faisait pendre impitoyablement « tous les priseurs surpris en flagrant délit (1). »

Si la France est un des pays où l'on fume le plus, c'est aussi celui où la pipe a eu le plus de peine à s'acclimater. La Hollande, la Suisse, la Belgique fumaient depuis longtemps lorsqu'on commença à fumer chez nous. On s'en tenait à la tabatière qui a été un objet de luxe inoui, revêtant toutes les formes, s'enrichissant de toute espèce de pierreries, et on dédaignait de descendre jusqu'à la pipe dont l'usage était considéré comme incompatible avec les mœurs de l'époque.

(1) Le tabac et l'absinthe, par le docteur Joly.

Jean Bart fut le personnage qui, le premier, introduisit à la cour l'usage de la pipe. A cette époque il n'y avait dans l'armée que les marins qui eussent l'habitude de fumer. Depuis, cet usage a gagné l'armée toute entière ; car on peut dire que presque tous nos soldats fument. Comment ne fumeraient-ils pas quand on leur fait, à titre à peu près gratuit, une distribution de 100 grammes de tabac tous les dix jours. Le jeune soldat s'improvise fumeur en mettant le pied dans la caserne. S'il ne fume pas il vend sa ration, et le tabac se convertit alors en alcool.

## Tabac à priser. — Tabac à chiquer. Tabac à fumer.

Le tabac se présente au consommateur sous trois formes : le tabac à priser, le tabac à chiquer et le tabac à fumer.

Pour ce qui est du tabac à priser au point de vue de ses effets sur la santé, je n'ai, à proprement parler, rien à en dire. C'est une poudre bien inoffensive à laquelle je ne reconnais qu'un inconvénient, celui que vous devinez tous.

Autrefois la dame de salon ne cachait pas l'habitude qu'elle avait de priser. Aujourd'hui elle en fait mystère; c'est un progrès. Peut-être cette innocente fantaisie disparaîtra-t-elle complètement un jour de nos mœurs. Ce qui est certain c'est que la consommation de tabac à priser est restée à peu près stationnaire depuis un demi siècle.

Le tabac à chiquer est le pire des tabacs. Le poison qu'il contient on ne le hume pas à la façon du fumeur, on le boit pour ainsi dire. Aussi, que d'altérations dans l'économie par l'usage de ce tabac à chiquer !

Qui de nous ne s'est pas essayé quelquefois à ce genre d'exercice ? Mais combien peu ont réussi à se le rendre familier! Le dégoût, les répulsions instinctives, les soulèvements de cœur, les vomituritions nous prévenaient éloquemment qu'il y avait dans cette préparation des principes incompatibles avec la nature de nos organes. Il en est qui parviennent cependant à surmonter les obstacles, à faire taire les répulsions, et qui sortent vainqueurs dans cette lutte insensée de l'homme contre l'instinct, contre la logique, le bon sens et la saine raison.

Les animaux sont moins inconséquents que nous; ils reconnaissent dans la famille des tabacs l'existence d'un poison et ils s'en abstiennent, car il est prouvé qu'aucun être de l'espèce animale ne se nourrit de cette plante. L'homme qui a la certitude que ce poison existe, loin de s'en abstenir, en fait ses plus chères délices.

Le tabac à chiquer est celui qui contient le plus de nicotine; cette nicotine est évaluée à 6 0/0. L'effet désastreux de la chique se porte sur le cerveau et surtout sur l'estomac. Au cerveau il produit des vertiges, des hallucinations et quelquefois l'hébétude et l'abaissement des facultés intellectuelles. Sur l'estomac il agit comme corrosif, surtout quand on a la funeste habitude de chiquer à jeun, alors que cet organe ne contient aucune substance qui pût en atténuer les effets. La maladie la plus commune chez le chiqueur c'est le cancer de l'estomac. Nos marins s'adonnent trop facilement à cette triste habitude qui a pour résultat fâcheux d'abréger souvent leur existence.

J'arrive au tabac à fumer. C'est sous cette forme que se fait la plus grande consommation de cette plante.

En 1832 l'impôt fiscal du tabac ne rapportait que 28 millions : dont 2/3 pour le tabac à priser, et 1/3 seulement pour le tabac à fumer.

En 1842, ce même impôt rapportait 80 millions.

En 1852, 120 millions.
En 1862, 180 millions.
En 1863, 216 millions.
En 1873, 240 millions; et on espère mieux pour 1875.

La moyenne, pour les départements qui fument, offre des différences bien remarquables selon qu'on l'étudie dans le nord ou dans le midi de la France. Dans le département du Nord la moyenne de tabac consommé en une année est de 1 kil. 795 grammes par tête ; dans le département de la Seine, de 1 kil. 165 grammes. Au contraire elle est d'environ 100 à 180 grammes par tête dans les départements de la Charente, du Tarn, de la Lozère, du Lot, de l'Aveyron.

En défalquant les départements qui ne fument pas ou qui fument peu et répartissant sur les fumeurs seuls la somme de tabac consommé on arrive à ce résultat que chaque fumeur consomme par an 8 kil. de tabac ; ce qui représente 58 à 60 grammes de nicotine.

## Simple question.

Pourquoi fume-t-on ?

Parce qu'on voit fumer.

Cette assertion, si étrange qu'elle paraisse, est pourtant l'expression de la vérité. Oui, c'est la puissance imitative qui fait que nous fumons, et je vais vous le prouver.

L'exemple du fumeur exerce un tel empire qu'on le subit à tous les âges de la vie. Le tout petit enfant, à l'imitation de son père, se complait à fumer un simulacre de pipe; ce sera ou du papier ou tout autre objet aussi inoffensif. Lorsque cet enfant sera d'âge à fréquenter l'école, il se risquera à fumer en cachette une cigarette de tabac. S'il parvient à triompher du dégoût qu'inspire la fumée de ce tabac, le voilà posé aux yeux de ses camarades qui vont se hâter d'imiter son exemple; aussi quel air de supériorité! quelle crânerie dans l'attitude de ce fumeur nouvellement éclos!

Ne vous est-il jamais arrivé de rencontrer dans les rues ces jeunes débutants se prêtant le feu pour allumer leurs cigarettes? Et ce spectacle ne vous a-t-il pas fait constamment sourire?

Ce n'est point, messieurs, à l'attrait du tabac que cèdent ces enfants; non; ils cèdent au désir d'imiter ces superbes oisifs passés maîtres dans l'art de projeter habilement de magnifiques spirales de fumée. Leur adolescence leur est à charge, ils ont hâte de devenir des hommes; et rien ne donne l'air viril comme un cigare à la bouche.

Ce cigare, ils s'essayeront même, — toujours par imitation, — à le fumer autrement que tout le monde; et ils se pameront d'aise s'ils trouvent le secret d'avaler leur fumée pour la rejeter ensuite en double jet par les narines.

Cette histoire, messieurs, c'est notre histoire à tous. Tous nous avons éprouvé la même aversion pour le tabac lorsque nous faisions nos premières armes. Quelques-uns — je devrais dire les plus sages — obéissant à un instinct naturel, se sont retirés de la lutte; d'autres — et c'est le plus grand nombre — plus opiniâtres et plus ardents, ont pu enfin, à force de persévérance, triompher des répulsions de la première heure, et conquérir le titre de fumeur. Ce titre est devenu, hélas! chose de bon ton; et qui ne sait combien est tyrannique cette capricieuse souveraine qui régente le monde et qui s'appelle la mode!

Les aveugles-nés ne fument pas, et en ne fumant pas ils sont conséquents avec eux-mêmes. C'est par les sens, vous le savez, que nous arrivent les sensations. Comme les aveugles échappent à la contagion de la vue, ce sera donc par les sens du goût et de l'odorat seuls qu'ils apprécieront les qualités du tabac. S'ils repoussent le tabac, c'est que le tabac leur semble mauvais. Comme eux nous avons trouvé le tabac mauvais, et nous l'aurions pareillement repoussé, si le sens de la vue ne nous avait pas permis de constater tout ce qu'a de séduisant l'aspect de ce blasé fumant un londrès entre deux verres d'absinthe.

Les classes élevées de la société, en s'inféodant à l'usage du tabac, devenu presque général, ont dû rompre avec les bonnes traditions du passé. La causerie fine des salons, cette haute distinction des manières et cette honnête galanterie, précieux attributs de notre nation que les autres peuples nous enviaient, tout cela ne s'est-il pas quelque peu effondré par l'abus du cigare? Fumer en présence d'une dame eût été autrefois d'une haute inconvenance; aujourd'hui la chose est acceptée. Ne dit-on pas même, tout bas, que quelques-unes d'entre elles se sont laissé prendre la contagion?

Je m'aperçois que je m'éloigne de mon sujet. J'y reviens en vous parlant des pernicieux effets du tabac sur la santé.

## Le Tabac est un poison.

Les propriétés malfaisantes du tabac résident, vous le savez, dans l'extrait, c'est-à-dire dans la *nicotine*. Il y a des tabacs qui ne contiennent pas un atome de ce principe; aussi le fume-t-on sans avoir à redouter d'effets nuisibles. Les tabacs du Levant, de la Grèce, de la Hongrie, sont de ce nombre. Les Orientaux, qui passent une partie de leur existence dans les vapeurs de leur tabac, ne connaissent pas les maladies que nous devons à l'abus du nôtre. Ce sont les tabacs français, ceux du Nord, d'Ile-et-Vilaine, de Lot-et-Garonne, qui contiennent le plus de nicotine. Une analyse sérieuse faite par d'habiles chimistes, Vauquelin, Davy, Boutron, Ossian-Henry et

Barral, a fait reconnaître 6 et 7 0/0 de nicotine dans les tabacs français, tandis que ceux du Brésil, du Maryland et de la Havane n'en contiennent que 2 0/0.

Est-il besoin de longues démonstrations pour prouver que le tabac est un poison? Vous savez tous qu'une faible quantité de nicotine étendue dans une grande masse d'eau est le moyen le plus efficace connu pour détruire instantanément les insectes qui rongent vos légumes, vos fruits et vos fleurs. Une simple infusion de tabac prise en lavement peut donner la mort en peu d'instants.

Orfila et Claude Bernard ont constaté qu'une aiguille dont le fil avait été trempé dans l'huile essentielle du tabac, a suffi pour donner la mort, après avoir traversé la peau et d'autres tissus vivants. Quelques gouttes de cette même huile essentielle, déposées sur des plaies ou sur la langue, ou introduites sous l'épiderme, ont pu tuer en quelques minutes des animaux pleins de vie.

Un procès fameux, qui se déroulait naguère devant une cour d'assises étrangère, a montré avec quelle facilité on donnait la mort à l'aide de la nicotine.

Je ne multiplierai pas mes citations pour appuyer ma thèse; votre conviction, je pense, est faite; et vous ne douterez pas que l'extrait de tabac ne puisse tuer l'homme.

Une substance qui, à une certaine dose, tue, ne peut-elle pas, quoique prise à une dose moindre, provoquer de graves accidents? La mort, je le reconnais, n'est que très-exceptionnellement la conséquence de l'usage du tabac, mais toujours l'usage de ce tabac exerce d'une manière plus ou moins appréciable une influence nuisible sur la santé.

## Maladies causées par le tabac.

Le tabac émousse la sensibilité ; il émousse aussi surtout l'appétit. Celui qui fume beaucoup mange peu ; il mange moins encore si, en fumant, il a l'habitude de boire. De cet état de choses il résultera fatalement un dépérissement général.

J'ai connu et soigné un maître de café qui, plusieurs mois avant de s'aliter, avait perdu complètement le goût du manger. Il n'avait alors aucun organe malade ; mais la maigreur faisait des progrès effrayants. Ses journées se passaient à fumer et à boire de la bière. La fumée de ses pipes n'était pas la seule qui l'indisposât, il absorbait aussi malgré lui la fumée de ses clients. Son teint devenait de plus en plus blême, ses yeux se creusaient profondément et après quelques semaines d'étouffements et de palpitations de cœur il mourait en complet état de nicotisme.

Le cancer de la langue et le cancer des lèvres sont encore des maladies dues à l'habitude de la pipe. La pipe à tige courte, cette pipe qui a reçu une dénomination vulgaire — que je ne prononcerai pas ici — est très propre à développer ces maladies. Le jus du tabac arrive chaud et cuisant sur la membrane muqueuse de la bouche, l'irrite, l'enflamme et la corrode ; de là désorganisation cancéreuse des tissus, affection souvent mortelle.

Les malheureuses victimes qui portent cette hideuse maladie deviennent à la longue un sujet de répulsion, et ils finissent dans l'isolement leur pénible existence. Qui de nous n'a pas rencontré dans les rues de Soissons ce pauvre mouleur en plâtre, à la chevelure si remarquablement blanche, mort il y a environ une année, et qui a porté si longtemps un cancer énorme à la lèvre, suite funeste de l'usage de la pipe ?

M. Vogel, d'après une récente analyse, a découvert dans la fumée du tabac de l'acide cyanhydrique. C'est à cet agent dangereux qu'on doit probablement rapporter les effets que produisent sur les enfants et sur quelques femmes le séjour dans un milieu nicotisé.

Les ouvriers employés dans les manufactures de tabac subissent, eux aussi l'influence délétère de la nicotine. Plus des quatre cinquièmes sont forcés de suspendre momentanément leurs travaux pour cause de maux de tête, de nausées, d'étourdissements, de coliques et de vomissements. Il y a quelques années un ouvrier mourut d'asphyxie pour s'être endormi dans l'atelier de fermentation.

Des oiseaux placés sous la même influence y languissent et meurent. M. le docteur Mélier a pu voir périr en peu de temps, et comme frappés d'empoisonnement, des orangers, des chrysanthèmes et autres végétaux qu'il avait placés à dessein bien portants dans une atmosphère de tabac.

L'abus du tabac attaque les dents, les jaunit, détruit leur émail, les ébranle dans leurs alvéoles, amène la carie ou provoque leur chute ; accident regrettable que l'art peut bien, il est vrai, réparer, mais qu'il ne saurait faire disparaître complètement.

Je ne poursuivrai pas plus longtemps l'énumération des maladies qu'occasionne l'abus du tabac. Je serais entraîné trop loin. Je vais examiner quelques-uns des motifs allégués par certains fumeurs pour justifier leur déplorable habitude.

Une pipe à jeun fait expectorer... disent les asthmatiques ou les catarrheux. Ces malades interprètent mal l'action que la fumée du tabac exerce sur eux. Cette fumée amène une sécheresse de la gorge, laquelle provoque la toux, puis l'expectoration. Supprimez la cause qui détermine la sécheresse de la gorge, et vous supprimerez par là même les effets qui en sont la suite. La pipe entretient la toux avec toutes ses conséquences; l'asthme et le catarrhe n'ont rien de bon à attendre de l'usage du tabac.

La pipe donne de l'ardeur à l'ouvrage..... Erreur; elle entrave plutôt le travail. Lorsqu'on a à manier un lourd marteau ou à lever un fardeau pesant, et qu'on a besoin de toutes ses forces musculaires, la pipe est un obstacle; et on voit, dans ce cas, l'ouvrier déposer, pour un moment, cet objet qui l'embarrasse et l'empêche de déployer tous ses moyens.

La pipe tue le temps... Oui, c'est vrai; et je retiens l'aveu. Si la pipe tue le temps, elle rend par conséquent ce temps nul et improductif.

Savez-vous ce qu'un fumeur perd dans une journée par l'usage seul du tabac? Le dixième de son temps. On a calculé que sur dix heures de travail l'ouvrier fumeur ne donnait que neuf heures d'un travail réellement effectif. Voilà donc une des sources de la richesse publique menacée par l'usage si généralement répandu du tabac.

Une pipe ou un cigare, après le repas, fait digérer... Je ne sache pas que la science ait jamais reconnu au tabac une si bienfaisante action sur l'organe gastrique. Comment admettre qu'une substance qui, chez le néophyte, provoque si facilement le vomissement, puisse, chez le fumeur consommé, aider à la digestion ? Il y a division d'ailleurs dans le camp. D'aucuns pensent que le tabac trouble les fonctions de l'estomac : aussi se gardent-ils de fumer après le repas; d'autres, au contraire, ne quittent jamais la table sans avoir allumé leur cigare.

On lisait dernièrement dans les journaux d'Amérique la note suivante : « On dit que la santé du général Grant, Président des Etats-Unis, s'est absolument délabrée par l'usage immodéré du tabac. Il fume, même à table ; il fume le cigare entre deux bouchées de pain. Les médecins lui assurent qu'il met sa vie en danger s'il ne cesse de fumer. »

La fumée du tabac donne de l'essor à la pensée, elle favorise les travaux de l'intelligence... L'esprit, quand il se livre à ses rêves, trouve en effet un adjuvant, puissant quelquefois, dans la fumée du tabac. Cette fumée cause une sorte d'ivresse; et l'imagination du poète qui aime à planer au-dessus des choses du monde réel, se laisse voluptueusement enlever dans les espaces inconnus portée par les tourbillons de cette fumée enivrante. Est-ce bien là de la poésie? Non, c'est cet état vaporeux que produit l'opium ou le hachich, c'est-à-dire un demi sommeil malfaisant, une torpeur néfaste qui s'attaque aux plus nobles fonctions de l'homme et qui finit fatalement par les amoindrir et quelquefois les éteindre.

M. Bertillon a fait une statistique curieuse à consulter, il a constaté que, dans une école du gouvernement bien connue, on peut compter chaque année, au terme des études, autant de *fruits secs* que d'élèves qui se sont le plus distingués dans les exercices de la pipe et du cigare : précieux enseignement digne de fixer l'attention du gouvernement.

L'homme de génie, dit Gœthe, ne peut cultiver la science et la pipe; et s'il y a d'illustres exceptions à la règle, il faut cependant bien reconnaître qu'il y a peu de savants qui fument ; ils sont généralement priseurs. Le savant prise, et l'artiste fume. Napoléon, grand priseur, quoiqu'il ne portât pas de tabatière, ne comprenait pas le plaisir de fumer ; il disait même que ce plaisir ne pouvait servir qu'à empoisonner les gens et à désennuyer les fainéants.

## Conseils aux fumeurs.

Quel résultat, Messieurs, surgira de cette conférence? Une conversion générale de mon auditoire ? Je n'ose pas l'espérer. Un de mes amis, fumeur passionné, était peut-être dans le vrai lorsqu'il me prédisait que mes auditeurs, au sortir de cette séance, n'auraient rien de plus pressé que d'allumer leur pipe. Cette prédiction, si elle se réalisait, prouverait, une chose, elle prouverait une fois de plus que l'attrait d'un plaisir a souvent plus d'empire sur l'homme que la voix de la raison.

Si je ne dois pas compter sur des conversions, ne puis-je du moins prétendre à vous faire accepter quelques mesures propres à atténuer les mauvais effets du tabac ? Deux mots à ce sujet.

Quel mode de fumer est le moins pernicieux à la santé ?

Le cigare est de bon ton ; c'est là le secret de la prédilection dont il est l'objet. Dans les réunions privées, sur les promenades publiques, partout enfin on fume le cigare, si peu qu'on se pique d'être de bonne société. Ce mode n'est pas le moins dispendieux, mais c'est le mieux porté. Je conseille à ces fumeurs de faire usage d'un porte-cigare. Grâce à ce moyen, le fumeur ne se trouvera plus dans le cas de mâcher le tabac, et d'en avaler le jus comme le chiqueur, circonstances qui favorisent les irritations locales, l'altération des dents et l'intoxication.

Avec un bout le jus n'arrive pas d'emblée sur la langue, il chemine lentement dans le tube et la langue est prévenue de suite lorsque la première goutte vient l'impressionner.

Il est des médecins qui prétendent que la cigarette a moins d'inconvénients que le cigare. Je suis de cet avis. La fumée arrive plus sèche dans la bouche, e on ne fait pas avec la cigarette de grands efforts d'aspiration comme cela a lieu quelquefois avec des cigares mal préparés. Je ne vous tairai pas cependant que sur cette question les avis sont assez partagés.

La pipe me paraît être le mode le moins pernicieux, mais à une condition toutefois, à la condition qu'on n'en fera qu'un usage modéré. Celui qui fume beaucoup devra délaisser la pipe, et il s'adonnera de préférence à la cigarette. Mais dans aucun cas il ne devra avaler sa fumée.

La question du tabac est une question qui est à l'ordre du jour et qui commence à préoccuper sérieusement les esprits qui jugent toutes choses de sang froid et sans parti pris. Les médecins hygiénistes se demandent avec anxiété, en présence de la progression énorme qu'on observe depuis quelque temps dans la consommation de cette plante, se demandent, dis-je, s'il n'y a pas imprudence à laisser couler sans lui faire obstacle ce courant, gros peut-être de dangers sérieux au point de vue de la santé publique.

On étudie et on observe; et de temps en temps apparaissent quelques ouvrages sur cette matière, ouvrages qui sont autant de réquisitoires à l'adresse du tabac. Nul n'ose prendre en main sa défense, car nul ne croit à son utilité. Mon opinion sur cette plante, je la résume dans les trois propositions suivante : le tabac souvent est pernicieux; souvent aussi il peut n'être pas nuisible ; mais jamais il n'est utile.

En abordant un tel sujet dans une réunion où les fumeurs sont peut-être en majorité, je savais que j'allais soulever bien des oppositions et que je luttais contre des habitudes profondément invétérées. Ces considérations cependant ne m'ont point arrêté ; j'ai pensé qu'il était de mon devoir de vous signaler les dangers prochains ou éloignés qui vous menaçaient.

Ce que je vous ai dit, Messieurs, n'est pas seulement

une opinion personnelle, c'est avant tout l'opinion de la science dont j'ai essayé d'être l'interprête fidèle, de cette science qui n'est ni courtoise, ni complaisante, et qui proclame la vérité, même quand cette vérité doit déplaire.

Ne traitez donc pas de chimériques les conseils qu'on vous donne relativement au tabac; gardez-vous de conclure à leur inanité parce que vous aurez échappé jusqu'à présent aux conséquences désastreuses qu'amène quelquefois l'habitude de fumer. Cette manière de raisonner est loin d'être logique. Tout le monde sur un champ de bataille ne meurt pas; et parce que les balles vous auront épargné direz-vous pour cela que les balles ne tuent pas? J'adjure donc ceux d'entre vous qui s'adonnent avec excès à l'usage du tabac, de vouloir bien modérer, s'ils ne veulent pas l'abandonner complétement, l'usage de cette plante qui a fait bien des victimes parmi les hommes, et qui n'a d'autre mérite à mes yeux que de faire affluer les millions dans les caisses de l'Etat.

# DE LA RESPIRATION

La *respiration* est cet acte par lequel, alternativement, on aspire et on rejette de l'air. Absorber de l'air est le premier, le plus impérieux des besoins de la nature; ce besoin est de tous les instants, il n'admet aucun délai; c'est le premier besoin de l'enfant en entrant dans la vie.

Tous les êtres organisés respirent : les animaux, les reptiles, les poissons, et jusques aux plantes. C'est par cette fonction que la nature répare une partie de ses pertes, que le sang et la sève se revivifient et retrouvent, après les avoir perdues un instant, leurs qualités les plus essentielles.

La *respiration*, chez l'homme, nous offre trois sujets d'étude : 1° un agent extérieur, l'*air*; 2° l'organe ou le *poumon*; 3° la *fonction*.

## 1° L'air.

L'*air* que nous respirons doit posséder certaines qualités pour qu'il puisse accomplir convenablement l'acte chimique qu'on appelle *oxygénation* du sang. L'*air* que nous rejetons par l'expiration n'est plus propre à l'accomplissement de cet acte.

L'*air respirable* est formé de deux éléments gazeux, l'*oxygène* et l'*azote*.

Quelle est la proportion réciproque de ces deux éléments de l'*air?* La chimie nous dit que l'*oxygène* est représenté par 21 parties sur 100, et l'*azote* par 79 parties.

Le premier, l'*oxygène*, quoique moindre en quantité, remplit cependant le principal rôle dans l'acte de la respiration; l'*azote* n'est que l'accessoire, et son rôle reste toujours à l'état de mystère.

Ces deux gaz, quand ils sont isolés, sont mortels pour l'homme. On meurt, à la longue, dans l'*oxygène* pur; on meurt encore, mais bien plus vite, dans l'*azote* pur; et l'on ne peut vivre que dans un mélange titré de ces deux éléments qui, comme deux frères Siamois, doivent rester indissolublement unis.

L'*air* contient encore quelques autres éléments; il contient de la *vapeur d'eau* dans des proportions infiniment variables. C'est cette vapeur qui, en se condensant la nuit, forme sur les feuilles des végétaux ces gouttelettes transparentes qu'on appelle *rosée*.

On trouve aussi dans l'air un peu d'*acide carbonique*, mais en quantité tellement infime qu'elle est sans danger (4 parties sur 1,000).

Telles sont les qualités que l'*air* doit avoir pour être respirable.

## 2° Le Poumon.

Abordons quelques détails sommaires d'anatomie.

Le canal de la respiration commence à la bouche et se termine aux vésicules pulmonaires.

Au fond de la bouche se trouve un large espace appelé *isthme du gosier*. C'est là que viennent s'ouvrir les *fosses nasales*.

Plus bas on trouve l'*épiglotte*, petite lame cartilagineuse, droite et flexible. Cette lame est verticale en temps ordinaire, mais lorsque nous opérons le mouvement de la déglutition, cette lame s'abaisse comme un pont-levis, au-dessus d'une ouverture qu'on appelle *glotte* ou *larynx*, et c'est sur ce pont que glissent les aliments, la salive et les autres liquides que nous avalons.

Pendant ce mouvement de déglutition, le *larynx* se trouve donc bouché par l'*épiglotte;* l'air ne peut plus sortir. On ne respire pas, on ne doit pas respirer quand on avale. Malheur à celui qui se trouve pris d'un rire involontaire au moment où il boit. Le pont se lève pendant le rire pour laisser sortir l'air, et dans ce même moment le liquide qui se trouve sur ce pont tombe dans le *larynx* et produit cette toux suffocante que vous connaissez tous. Cet accident est désigné communément par cette appellation: *avaler de travers*.

Le *larynx* se compose de muscles internes, les *cordes vocales*, qui, en vibrant, produisent la voix et le chant. Il se compose aussi de divers cartilages dont le plus saillant est celui qu'on appelle vulgairement la *pomme d'Adam*. A droite et à gauche de cette pomme d'Adam se trouve une petite glande appelée *glande thyroïde*, grosse à peu près comme une amende; c'est cette glande qui, en s'engorgeant, acquiert des proportions quelquefois si considérables, et, sous le nom de *goître*, constitue une affection endémique dans certains pays. Notre département de l'Aisne n'est pas à l'abri de cette maladie, dont la cause réelle, injustement attribuée à la nature des eaux potables, a, jusqu'à ce jour, échappé aux recherches des hommes de la science

Depuis le *larynx* jusqu'aux *poumons*, le canal aérien porte le nom de *trachée-artère*. Cette *trachée-artère* mesure à peu près les deux tiers de la hauteur du cou; elle est située en avant de la colonne vertébrale et en avant aussi de l'*œsophage*, canal des aliments. Près des poumons cette *trachée-artère* se termine par deux canaux principaux, les *bronches*, lesquelles se divisent et se subdivisent à l'infini dans toute l'étendue des poumons pour se terminer enfin par des petites *vésicules*. L'air parcourt tout ce trajet pendant la respiration.

A ces mille tubes aériens se trouvent accolés mille autres tubes provenant des *artères pulmonaires* dans lesquels circule du sang veineux venant du cœur. Ces seconds tubes se terminent, comme les précédents, par des petites poches formant cul-de-sac et appelées aussi *vésicules*. Le sang circule donc côte à côte avec l'air sans que jamais ils se mêlent ensemble. Les intervalles entre ces deux ordres de tubes se trouvent occupés par la matière propre du poumon, laquelle est spongieuse, élastique et compressible. Les *vésicules* dont je viens de parler sont si nombreuses, qu'elles formeraient, d'après Muller, si elles étaient étalées, une étendue à peu près égale à la surface totale du corps. Toutes ces *vésicules* où l'air et le sang viendront se rencontrer dans une demi cohabitation sont habilement réunies sous un petit volume afin de ne point nuire à la beauté des formes et au fonctionnement des organes voisins.

Un organe aussi important avait besoin, eu égard à la délicatesse de son tissu, d'une enveloppe qui le pût protéger contre les chocs extérieurs. La nature y a pourvu.

Une cage osseuse et solide lui sert d'abri : c'est le *thorax*. Douze *côtes* de chaque côté forment la charpente de ce *thorax*. Ces *côtes* sont parallèles; elles ne sont point parfaitement horizontales, elles sont inclinées en bas et en avant. Sept sont appelées *vraies côtes*, ce sont les *côtes* supérieures, les cinq qui sont inférieures sont désignées sous le nom de *fausses côtes*.

Les sept vraies côtes sont solidement arc-boutées entre la colonne vertébrale en arrière et le *sternum* en avant. Les cinq fausses côtes, moins solidement fixées, cèdent facilement quand on les comprime. Ce sont elles qui deviennent les pauvres martyres de ces compressions inintelligentes du corset, désavouées et par l'hygiène et par la saine raison.

L'ensemble de la poitrine forme un cône dont le sommet est en haut. La base de ce cône, qui est en bas, est formée par un plancher musculaire, par le *diaphragme*, muscle très mince placé horizontalement et présentant une surface bombée à convexité supérieure et à concavité inférieure. Ce muscle sépare la poitrine du ventre.

Entre chaque côte il existe des muscles appelés muscles *intercostaux*. Ces muscles et quelques autres dont j'omets à dessein les noms, ont pour but de produire, par leur contraction et leur relâchement, des mouvements d'élévation et d'abaissement des côtes, et conséquemment des effets alternés d'ampliation et de rétrécissement de la poitrine.

En se contractant, ces muscles élèvent les côtes et les rendent horizontales, d'inclinées qu'elles étaient; ils leur font décrire un petit arc de cercle en prenant leur point d'appui sur la *colonne vertébrale*.

Il y a alors ampliation de la poitrine.

Vous savez combien est forte la pression de l'air; vous savez aussi ce qu'on entend par cette expression banale : *la nature a horreur du vide ;* eh bien, c'est cette pression qui fait pénétrer l'air dans les poumons, car cet acte de l'animalité est un acte purement passif. Ce qui se passe dans l'homme est exactement ce qui se passe dans un soufflet quand on agrandit sa capacité intérieure; ce n'est pas l'homme qui aspire l'air, c'est l'air qui se précipite en lui pour remplir un vide.

Mais ce qui joue le principal rôle dans la fonction de la respiration, c'est bien le muscle *diaphragme*. Ce muscle étant, à l'état de repos, bombé du côté de la poitrine, refoule dans cet état les poumons en haut. En se contractant, ses fibres deviennent horizontales. La capacité du *thorax* se trouve par ce seul fait agrandie. Cet agrandissement s'opère dans des proportions considérables. On évalue que, dans une respiration ordinaire, le *thorax* acquiert une capacité presque double de celle qu'il avait auparavant.

Par le fait de cette même contraction, ce muscle, en s'abaissant, presse et refoule en bas les organes du ventre, le *foie*, l'*estomac*, les *intestins*. Ces organes refoulés font saillir l'abdomen. Aussi voit-on l'abdomen devenir proéminent pendant l'*inspiration*, et s'affaisser pendant l'*expiration*.

### 3° La fonction de la respiration.

Nous avons étudié les qualités de l'air respirable, nous avons dit quelques mots sur la structure du poumon : examinons maintenant la fonction de la respiration et le but qu'elle doit atteindre.

Son but est de produire ce qu'on appelle l'*hématose* du sang, ou, ce qui est la même chose, l'*oxygénation* du sang, c'est-à-dire la transformation du sang *veineux* ou sang noir en sang *artériel* ou sang rouge.

J'ai dit que les *bronches*, d'une part, et les *vaisseaux pulmonaires*, d'autre part, se terminaient dans les poumons par une infinité de *cellules*. Ces *cellules* ne correspondent point ensemble, elles sont séparées par une cloison très mince. C'est cette cloison qui va devenir le siége d'un phénomène bien remarquable.

Le sang que le cœur projette dans les *cellules pulmonaires* est du sang noir ou *veineux*; ce sang n'est plus propre, tel qu'il est, à nourrir l'homme, il a perdu son oxygène et il vient demander à l'air les éléments qui lui manquent afin de redevenir ce qu'il était.

Une union secrète et mystérieuse s'établit entre cet *air* et ce *sang*. Une cloison sépare, il est vrai, les époux, mais ils se font, malgré cet obstacle, des emprunts réciproques. Le sang se dépouille de son *acide carbonique* dont il n'a que faire; cet acide traverse la membrane cellulaire; l'air s'empare de cet *acide carbonique*, et il rend en échange à son conjoint une partie de son *oxygène*. En possession de son nouvel élément, le sang, de noir qu'il était, devient rouge, et il reprend aussitôt le chemin du cœur d'où il va être lancé de nouveau dans le torrent de la circulation. Le sang s'est enrichi, mais l'air s'est appauvri, car il a cédé généreusement une partie de son *oxygène*, principe vivifiant, et a accepté en échange avec résignation de l'*acide carbonique*, principe qui tue.

Tel est en peu de mots le mécanisme de cette merveilleuse transformation du sang qu'on appelle *oxygénation* ou *hématose*.

Dans cette opération, le sang acquiert toujours de la *chaleur*, il gagne un degré. De 31° il passe à 32°.

On a la preuve que *l'air* a perdu de son *oxygène* par l'analyse. L'air expiré ne contient plus 21 parties de ce gaz sur 100, mais bien 18 ou 19 parties.

Pour ce qui est du rôle que remplit l'*azote* dans le phénomène de la respiration, je vous l'ai dit plus haut, on en est encore aux conjectures. Et, disons-le en passant, ce point n'est pas le seul point conjectural qu'on rencontre quand on étudie le corps humain. Le savant qui veut scruter les profondeurs de cette science se heurte à chaque pas contre des mystères insondables qui l'obligent à reconnaître son insuffisance et à s'incliner devant une puissance supérieure.

Combien de fois à la minute éprouvons-nous le besoin de respirer? Il existe à ce sujet des variations nombreuses. Ce besoin est proportionné à l'ampleur de la poitrine, à l'âge de l'individu, à l'état plus ou moins sain des poumons. On peut établir cependant, comme règle générale, que l'homme adulte respire de 16 à 20 fois par minute; l'enfant de 24 à 30 fois.

Le besoin de respirer est loin d'être le même dans toutes les classes des animaux. Il est plus vif chez les animaux *vertébrés* que chez les autres; il est plus vif aussi chez les animaux vertébrés à *sang chaud* que chez ceux à *sang froid*. Les premiers, quand ils sont privés d'air, peuvent périr en une ou deux minutes; des oiseaux placés sous la machine pneumatique périssent même en 30 ou 40 secondes. Les reptiles, au contraire, animaux *vertébrés* à sang froid, vivent assez longtemps dans le vide et dans les gaz irrespirables.

Les serpents, les caïmans, les crocodiles, ainsi que quelques animaux à sang chaud, tels que la marmotte, quand ils se trouvent dans de certaines conditions de température, éprouvent si peu le besoin de respirer qu'ils passent quatre et cinq mois sans que ce besoin se fasse sentir. C'est là un caractère spécial des animaux dits *hibernants*.

Combien de temps l'homme peut-il vivre sans respirer ? Nos plus forts nageurs n'ont jamais passé plus de trois minutes sous l'eau ; et on estime que cinq minutes suffisent pour amener la mort par submersion. Si on a observé que des noyés sont revenus quelquefois à la vie après une demi-heure ou plus de submersion, il faut nécessairement admettre qu'ils étaient tombés en syncope, et que par conséquent la circulation était complètement arrêtée. Dès que la circulation s'arrête, en même temps s'arrête la respiration. On peut, dans cet état de syncope, passer sans mourir un temps très-long sous l'eau.

Le poumon de l'homme peut contenir à peu près un litre d'air.

Ce serait une erreur de croire que les poumons, à chaque respiration, se vident complètement de l'air qu'ils contiennent. Davy prétend que le poumon de l'homme, après la plus forte *expiration*, contient encore plus de 94 centimètres cubes d'air, c'est-à-dire un dixième de litre, et qu'il en contient 122 centimètres après une *expiration* ordinaire. Un individu de grande taille respirant avec calme expire et aspire chaque fois, d'après Herbst, 60 à 75 centimètres cubes d'air, et un individu de petite taille 48 à 54 centimètres cubes.

Ce que l'homme reçoit d'air dans ses poumons en 24 heures est évalué à 7 ou 8 mètres cubes. Ne croyez pas cependant qu'un homme, enfermé dans une pièce hermétiquement close, contenant 7 à 8 mètres cubes d'air, puisse vivre 24 heures. Il n'utilisera pas tout son *oxygène* ; et par son expiration il jettera dans cette pièce une quantité d'*acide carbonique* assez forte pour rendre cet air délétère ; il faudra donc que cette pièce renferme, s'il veut pouvoir vivre, une somme d'air de beaucoup supérieure à celle qu'il absorbera ; il faudra en un mot, qu'on y introduise, à l'aide de la ventilation, une quantité suffisante d'air nouveau.

# DE LA CIRCULATION

On appelle *Circulation* le mouvement du sang dans le corps, et le trajet de ce sang depuis le cœur, son point de départ, jusqu'à ce même cœur qni est aussi son point d'arrivée. C'est un cercle complet que le sang décrit ; c'est du mot latin *circulus* (cercle) que dérive le mot *circulation*.

Les auteurs pour rendre saisissable mécanisme de la *circulation*, ont pittoresquement comparé le corps de l'homme à une cité dans laquelle tous les organes, comme de véritables citoyens, se livraient à des actes divers, et remplissaient des fonctions spéciales.

Au centre de la ville se trouve un corps de pompe lançant à travers un millier de tuyaux aboutissant aux diverses maisons, un liquide purifié, propre aux usages respectifs de tous les habitants. D'autres tuyaux, disposés à côté des précédents, et en nombre à peu près égal, rapportent au corps de pompe la portion de liquide qui n'a pu être utilisée, comme étant superflue et chargée d'immondices.

Mais il s'agit de purifier ce liquide pour le rendre de nouveau propre à l'usage auquel il est destiné. Ce corps de pompe possède deux compartments : l'un qui reçoit le liquidè impur et qui se charge de l'envoyer dans un appareil purificateur ; l'autre qui reçoit ce même liquide après sa purification complète.

Telle est en deux mots la description imagée de la *circulation*.

Trois choses sont à étudier dans la *circulation* :

1° Le *sang,* liquide vivifiant ;

2° Le *cœur*, agent d'impulsion ;

3° Les *vaisseaux*, organes de transmission.

## 1° Le Sang.

Ce liquide, que les anciens appelaient *chair coulante,* renferme plusieurs éléments qui résument en eux tous les principes constitutifs des diverses parties du corps. C'est dans le sang que tous les organes iront puiser les éléments de leurs différents tissus.

Il n'est personne ici qui n'ait bien eu occasion de voir dans une cuvette le sang d'une saignée. Ce sang, par le repos, se divise en deux parties, une partie solide, d'un rouge noirâtre, c'est le *caillot* ou *cruor*, et une partie liquide et jaunâtre, c'est le *sérum.*

Le *caillot* renferme de la *fibrine*, qui n'est autre chose que la fibre musculaire non encore solidifiée.

Le *sérum* contient de l'*albumine*, matière identique au blanc d'œuf.

Chacune de ces deux substances renferme plusieurs élémeuts parmi lesquels on remarque l'azote, dans la proportion de 17 0/0, le phosphore, le soufre, le fer, la chaux, etc.

Si on place sous le verre du microscope une gouttelette de sang, on remarque, en très-grand nombre, de petits corps ronds applatis comme une lentille; ce sont les *globules*. Ces *globules* sont plus nombreux dans le *caillot* que dans le *sérum*, dans le sang *artériel* que dans le sang *veineux*. Leur multiplicité dénote une constitution vigoureuse; leur rareté est le propre des constitutions affaiblies, ayant un sang appauvri.

Nous avons dit que l'*azote* figurait dans le sang dans la proportion de 17 0/0; cet *azote* ne provient point de l'air respiré, car l'*azote* enlevé à l'air pendant la respiration est presque inappréciable. L'*azote* du sang provient donc de nos aliments. Il faut conséquemment que les substances alimentaires de l'homme et des animaux soient suffisamment azotées.

On a cherché à déterminer la quantité approximative de *sang* contenue dans le corps de l'homme. Ces recherches, quoique assez problématiques, ont permis toutefois d'évaluer à peu près à 14 ou 15 kilogr. le poids total du sang dans le corps d'un homme parvenu à tout son développement. L'enfant en a proportionnellement beaucoup plus que l'adulte et surtout plus que le vieillard, parce que chez l'enfant le travail vital se fait avec plus d'énergie.

Le sang *artériel* ou sang rouge est contenu dans des conduits membraneux appelés *artères*; le sang *veineux* ou sang noir, dans des conduits analogues appelés *veines*. Le premier suit un trajet partant du cœur et se dirigeant vers les surfaces tégumentaires; l'autre suit une marche inverse; il part des extrémités des membres ou des surfaces de la peau pour se rendre vers le cœur. Le sang artériel sert à nourrir le corps, le sang veineux est complètement impropre à cet usage. L'un représente la vie, l'autre la mort. Il y a donc des dissemblances profondes entre ces deux espèces de liquides.

## 2° Le Cœur.

Le cœur est un muscle creux situé dans le côté gauche de la poitrine, recouvert en partie par le poumon.

On a l'habitude, dans la description, de diviser le cœur en deux parties, l'une gauche, l'autre droite. Et l'on dit souvent le *cœur gauche* et le *cœur droit*, quoiqu'il n'y ait réellement qu'un seul *cœur*.

Le *cœur droit* ressemble au *cœur gauche;* l'un et l'autre présentent deux compartiments appelés, l'un *oreillette*, c'est le plus petit; l'autre, *ventricule*. Il y a donc dans le cœur deux *oreillettes* et deux *ventricules*.

C'est du *ventricule* gauche que part le sang *artériel* destiné à porter par tout le corps la vie et la nutrition. En faisant effort sur lui-même pour expulser ce sang, le ventricule se contracte violemment et vient frapper le thorax au niveau de la sixième côte. C'est ce qui constitue le premier battement du cœur. Après s'être vidé, ce même *ventricule* se laisse emplir par du sang nouveau qui lui vient de l'*oreillette gauche*. Ce mouvement d'ampliation donne naissance à un second battement. Le premier mouvement s'appelle *systole*, le second *diastole*.

Le ventricule droit se contracte comme le ventricule gauche pendant la *systole*, c'est-à-dire pendant qu'ils se débarrassent l'un et l'autre de leur liquide. Dans la *diastole*, ce sont les *oreillettes* qui entrent à leur tour en contraction pour faire passer dans les ventricules le sang qu'elles contiennent.

C'est à un médecin anglais du XVII^e siècle, au célèbre Harvey, médecin de Charles I^er, roi d'Angleterre, qu'on doit la découverte de ces données scientifiques qui ont révolutionné les notions anciennement acquises sur la circulation.

Le choc du sang rouge sur les parois de la première artère qu'on appelle *aorte*, se communique à toutes les artères du corps.

C'est ce qui constitue le *pouls*. Le choc de toutes les *artères* est isochrone à celui du *cœur*, c'est-à-dire que les battements du *cœur* et des *artères* se produisent en même temps et qu'ils ne font qu'un. Partout où il y a une artère d'un certain volume, il y a un *pouls* sensible ; et s'il est d'usage de consulter le *pouls* au poignet, c'est uniquement parce que l'artère en ce point du corps est superficielle et facile à se laisser déprimer.

Combien de fois à la minute le cœur bat-il chez l'homme ? Il bat, chez l'adulte, de 70 à 76 fois ; chez le vieillard, de 60 à 70 fois. Chez l'enfant qui vient de naître, il bat de 120 à 130 fois.

Le pouls diminue et semble s'engourdir en hiver et dans les pays froids. En été, il s'accélère, il se dilate; et l'indigène de la zône torride a plus de pulsations qu'un fébricitant de nos contrées tempérées; chez le Caffre on compte par minute jusqu'à 120 et 130 battements du cœur.

Entre un homme qui vit dans l'indolence et celui qui s'exerce ou corporellement ou intellectuellement, la différence est grande quant au mode de leur circulation sanguine. Les mouvements vitaux sont, chez l'un, concentrés, appesantis sous la matière; le *pouls* est rare et peu développé, la vitalité est *concentrique*. Le pouls chez l'autre est plus souple et plus accéléré; la vitalité ici est *excentrique*. Et que l'on se garde bien de croire que l'engourdissement du premier soit un garant de sa longévité. Les organes sont faits pour l'exercice; et l'inertie les tue en gênant la circulation, en favorisant la stase du sang, et, par suite, l'apoplexie ou rupture des vaisseaux sanguins. L'exercice constant, au contraire, active le mouvement du sang, facilite l'assimilation, aide au retour et au rejet des détritus et maintient l'organisme dans un équilibre parfait.

Ces notions, vous les possédez, Messieurs, par instinct et sans vous en rendre peut-être bien compte. J'en trouve la preuve dans ce surcroît de vitalité que votre corps et votre esprit viennent demander aux études horticoles. Un grand nombre d'entre vous dédaignant les loisirs auxquels les convie leur position sociale, ne répugnent pas d'arborer la bannière du travail pour acquérir des forces nouvelles, et, comme couronnement précieux, une existence de plus longue durée.

Les battements du cœur sont spasmodiques et ne sont point sous la dépendance de la volonté humaine.

Une exception cependant, une seule, s'est présentée; et tous les ouvrages de physiologie mentionnent le nom du capitaine anglais Townshend qui conserva, pendant toute sá vie, un empire marqué sur les battements de son cœur. Et l'histoire ajoute qu'un jour, en faisant devant ses amis l'expérience dangereuse de la suppression des battements du cœur, le capitaine Townshend faillit périr victime de sa témérité; le cœur eut quelque peine à se remettre en mouvement.

### 3° Les Vaisseaux

Les vaisseaux, chargés de transporter le sang venant du cœur, sont appelés, avons-nous dit, *artères*. Ceux qui ramènent au contraire le sang vers le cœur sont appelés *veines*.

Du *ventricule gauche* part la plus grosse et la plus importante de toutes les artères, l'*aorte* qui, après avoir fourni des branches pour les parties supérieures du corps, descend dans l'abdomen pour y porter le sang destiné aux parties inférieures.

Cette artère se divise et se subdivise en un nombre considérable de vaisseaux qui diminuent de calibre à mesure qu'ils s'éloignent du point de départ. Toutes ces artères se terminent dans les tissus par des *cellules* microscopiques. Ces mêmes *cellules* servent de points d'origine à de nouveaux vaisseaux qui, de microscopiques qu'ils sont au début, vont grossissant à mesure qu'ils s'approchent du cœur; ce sont les *veines*. Les *veines* commencent là où finissent les *artères*; et les points de contact qui les unissent s'appellent *anastomoses*.

Ce sang qui passe dans les *veines* est impur et impropre à la nutrition. Où va ce sang veineux? Vers le cœur. Il entre dans ce cœur par l'*oreillette droite* et il y entre par le canal de deux grosses *veines* appelées *veines caves*, l'une supérieure, l'autre inférieure. Cette oreillette droite, en se contractant, fait passer le sang veineux dans le ventricule droit.

Je viens de vous dire que le sang veineux était impropre à la nutrition du corps et qu'il lui fallait aller chercher dans les poumons l'oxygène qui lui manquait. C'est le ventricule droit qui a mission de chasser ce sang veineux vers les poumons, et il le fait par l'intermédiaire de l'*artère pulmonaire*. Cette artère se divise en deux branches, une branche pour chaque côté du poumon.

Ce *sang veineux*, après son oxygénation, reprend par une autre route le chemin du cœur ; ce sont les *veines pulmonaires* qui lui servent de canaux. Ce sang arrive dans l'*oreillette gauche* ; puis, par une contraction de cette *oreillette*, il passe dans le *ventricule gauche*.

C'est de ce *ventricule* que nous l'avons fait partir, c'est dans ce même ventricule que nous le faisons revenir : voilà donc le trajet circulaire du sang décrit dans sa totalité.

## DE LA NUTRITION

Le corps humain, comme tous les êtres de la nature, est soumis aux lois de la décomposition ; non pas seulement à l'état de mort, mais bien encore à l'état de vie. Il a commencé à peine à vivre que déjà il se désagrège. Les molécules qui le constituent n'ont qu'une durée éphémère. Elles se détruisent successivement, sortent du corps, s'exhalent dans l'atmosphère ou sont entraînées par les humeurs excrémentielles ; et après qu'il s'est écoulé un certain nombre d'années, qu'on ne saurait toutefois préciser, vous chercheriez en vain une seule des molécules qui, autrefois, constituaient son être. Tout a disparu, molécule fibreuse, molécule osseuse ; tout a été entraîné dans ce cataclysme de décomposition générale ; rien n'a pu résister à cette loi de mort qui pèse sur tout ici-bas.

A ce compte, la vie des êtres organisés serait bien passagère ; mais il n'en est point ainsi. A côté de cette force désorganisatrice la nature a placé une force équivalante ayant pour but de pourvoir à la reconstitution des parties éliminées.

Tel est le rôle assigné à cette fonction qu'on appelle *Nutrition*.

Depuis la plante jusqu'à l'homme tous les êtres organisés sont doués d'instruments réparateurs appropriés à leur nature respective.

La bouchée de pain que chaque jour nous mangeons nous servira de point d'étude ; et nous suivrons cette bouchée de pain dans toutes ses pérégrinations ; nous observerons les diverses transformations qu'elle subit ; nous la verrons passer de l'état sec à l'état pâteux (le *chyme*) ; puis à l'état liquide (le *chyle*) ; nous suivrons ce *chyle* dans les canaux qui lui sont affectés, et nous le verrons se verser dans le sang dont il est le grand pourvoyeur, pour, ensuite, se porter vers les poumons, et, après le phénomène de l'*oxygénation*, devenir assimilable à toutes les parties de notre être.

## Organes de la nutrition.

Toutes les fonctions de l'économie ont des organes à leur service. Etudions sommairement ceux qui président à la nutrition chez l'homme.

Nous trouvons tout d'abord la *bouche*. Cette cavité renferme divers objets importants au point de vue de la nutrition. Ce sont les *dents*, petits os destinés à un but utile tout en coopérant à la beauté de la figure humaine. Ces dents sont revêtues d'un émail qui est tellement dur qu'il fait feu quand on le frappe avec l'acier.

Les dents sont en nombre divers selon les divers âges de la vie. A l'âge de 5 ou 6 ans l'enfant n'a que 20 dents ; et ces 20 dents dites *dents de lait* doivent tomber toutes, et toutes elles doivent se reproduire, car dans chacune de leurs alvéoles se trouve un double germe destiné à remplacer la dent primitive. A 16 ou 18 ans les dents sont au nombre de 28 : savoir, les 20 dents de lait renouvelées d'une manière définitive, et 8 autres dents sans germes de remplacement, les grosses molaires; enfin, à 18 ou 20 ans, quelquefois plus tard, on voit apparaître quatre nouvelles dents ; ce sont les dents dites *dents de sagesse*, ce qui porte à trente-deux, chez l'adulte, le nombre total des dents.

Les dents ont des caractères distincts selon les diverses espèces d'animaux. Les animaux dits rongeurs, tels que les lapins, les rats, les écureuils, ont des dents destinées surtout à couper ; ces dents sont appelées pour cela *incisives;* avec leurs dents ils coupent les écorces, mordent dans les fruits.

Les animaux dit carnassiers, tels que le chien, le loup, le chacal, ont des dents pointues et propres à déchirer les chairs dont ils se nourrissent, ce sont des dents dites *canines.*

Les animaux ruminants tels que le bœuf, le chameau, la chèvre, le mouton, qui se nourrissent à peu près exclusivement d'herbe n'ont pour ainsi dire que des dents propres à broyer et à triturer. Ce sont des dents *molaires.*

L'homme possède toutes ces espèces de dents ; il a en avant de la bouche huit dents incisives, quatre en haut et quatre en bas, pour couper comme font les rongeurs; plus en dehors quatre dents canines, pour déchirer comme les carnassiers ; au fond douze dents molaires pour broyer comme les ruminants. Il s'en suit donc que l'homme n'est pas fait pour vivre exclusivement d'herbe et de racines, comme le prétendait le philosophe de Genève, ni exclusivement de chair, comme l'ont avancé quelques physiologistes ; mais qu'il est apte à se nourrir de tout ce que produit la nature ; l'homme est *omnivore.*

Nous trouvons ensuite la *langue* qui est l'organe de la parole en même temps qu'un instrument très-utile dans l'acte de la mastication.

La muqueuse de la bouche recouvre plusieurs glandes s'ouvrant dans la cavité buccale par un grand nombre d'ouvertures, et ayant pour mission de sécréter le liquide salivaire, liquide indispensable pour une bonne digestion des aliments.

Plus au fond nous trouvons un large espace : c'est le *pharynx*, dont l'entrée est gardée par cet appendice charnu terminé en pointe qu'on appelle la *luette.*

A droite et à gauche sont les glandes connues sous le nom d'*amygdales.*

Nous arrivons à l'*œsophage*, long tuyau accolé contre la colonne vertébrale dans lequel passent les aliments pour descendre dans l'estomac.

L'*estomac*, que les anciens appelaient le roi des viscères, est un sac musculo-membraneux situé transversalement dans la partie supérieure du ventre, immédiatement au dessous du *diaphragme*, entre la rate qui est à gauche et le foie qui est à droite. Lorsque l'estomac est distendu il a quelque ressemblance avec l'instrument qu'on appelle cornemuse. Cet estomac offre deux larges orifices ; le supérieur, qui est l'orifice d'entrée des aliments, s'appelle *cardia*; l'inférieur, qui est l'orifice de sortie de ces mêmes aliments, s'appelle *pylore*.

Au *pylore* commence l'*intestin*, lequel occupe la plus grande place dans la cavité de l'abdomen.

Cet intestin forme des replis nombreux assez irréguliers. La longueur totale des intestins mesure ordinairement sept ou huit fois la longueur totale du corps ; un homme de taille ordinaire a les intestins longs d'environ 11 à 12 mètres.

On distingue deux parties dans l'intestin : la première est l'*intestin grèle*, lequel forme à lui seul les quatre cinquièmes de la totalité des intestins. Puis, le *gros intestin*, dont la partie terminale forme le *rectum*.

Que trouve-t-on à gauche et à droite de l'estomac ?

A gauche la *rate*, qui n'a avec lui aucun autre rapport qu'un rapport de contiguité. A droite, le *foie*, organe sécréteur de la bile.

Sous le foie se voit la *vésicule biliaire ;* c'est dans cette *vésicule* que se rend la bile sécrétée par le foie pour les besoins de la digestion. Cette *vésicule* verse cette bile dans l'intestin grèle tout près de l'estomac à l'aide d'un canal particulier appelé *canal cholédoque.*

Derrière l'estomac se voit un autre organe appelé *pancréas* qui n'est qu'une espèce de glande destinée à sécréter un suc qu'on appelle *suc pancréatique*, lequel vient, par un canal spécial, se mêler à la bile dans le *canal cholédoque*, ou quelquefois dans l'intestin grêle.

Plus bas se trouvent les deux reins : un dans chaque cavité des flancs. Ces organes sont des organes excréteurs ; ils ont pour mission d'élaborer l'excrément liquide, l'urine, lequel se rend dans la *vessie* par des conduits appelés *urethères*.

Une large toile séreuse couvre l'ensemble de ces organes ; c'est le *péritoine*.

Voilà à grands traits la description des organes de la nutrition.

## Fonction de la nutrition.

Etudions maintenant la partie la plus intéressante de cette conférence, la fonction même de la nutrition.

La fonction digestive a pour objet de convertir une substance extérieure introduite dans le canal alimentaire en une substance de nature différente, susceptible de se mêler au sang, et de devenir parties réparatrices de l'édifice animal.

Le besoin de réparer ses forces se traduit par deux sensations, la *faim*, la *soif*. La première s'adresse aux substances solides, la seconde aux substances liquides.

Plus est grande l'activité dans l'accroissement du corps et dans les pertes, plus est grand aussi le besoin de réparer. Chez l'enfant nouveau-né la faim est presque continuelle parce que le développement matériel est rapide : chez l'adulte la faim a des retours périodiques et régulièrement distancés ; chez le vieillard elle est vague, incertaine et presque nulle.

En général les facilités et la promptitude de l'acte digestif sont en proportion directe de la sensation de la *faim* et de la *soif*. Et si l'homme n'outrepassait jamais les limites de ses besoins, il ignorerait une foule de maladies et d'infirmités qui minent sourdement sa frêle machine, et abrègent dans des proportions si affligeantes la durée de son existence.

L'introduction de la matière alimentaire dans la bouche donne aux machoires le signal de leur jeu. La machoire supérieure étant fixe c'est la machoire inférieure qui prend la plus large part à la mastication. La première est comme une enclume contre laquelle vient marteler la seconde pour broyer les aliments, les contondre et les réduire en pulpe.

La langue sert d'aide ; elle ramasse, en se contractant de mille manières, les parties qui ont échappé a un premier broiement, et elle les ramène entre les dents pour qu'elles subissent complétement l'épreuve de la trituration.

Pendant ce temps les glandes de la bouche entrent en activité ; et par leurs ouvertures multiples, elles versent en abondance et d'une manière continue la *salive*, liquide destiné à imprégner les aliments et leur donner une consistance de pâte. Ce liquide arrive de toutes les parties de la bouche, de la base des gencives, du dessous de la langue, des parois des joues ; il se rend à l'appel qui lui est fait par la nature, et vient prendre sa part au grand travail qui se prépare. Si la salive faisait défaut les aliments auraient beaucoup de peine à franchir l'isthme du gosier. La *luette* est là, chargée d'un contrôle important. Si les aliments sont suffisamment broyés, s'ils sont assez humectés, elle se laisse déprimer, et elle livre passage au bol alimentaire ; en cas contraire, elle fait résistance ; et cette résistance provoque des nausées, salutaires quelquefois, qui font rebrousser chemin aux matières indigestibles.

Cet acte de la mastication n'est pas sans importance au point de vue de la santé de l'homme ; accompli avec trop de précipitation il rend pénible, longue, ou même impossible la digestion stomacale, car c'est l'estomac dans ce cas qui sera forcé de suppléer au travail incomplet des dents.

Il est certaines maladies de l'estomac qui ne reconnaissent pas d'autre cause qu'une mastication mal faite. Et l'auteur de la *Physiologie du Goût*, Brillat-Savarin, n'a pas tort quand il dit : Tout le monde mange mais tout le monde ne sait pas manger.

La déglutition fait passer le bol alimentaire dans le pharynx à la faveur de l'épiglotte qui s'abaisse et lui sert de pont ; du pharynx l'aliment entre dans un long tube membraneux qu'on appelle *œsophage*. Ce tube est lubréfié par un liquide onctueux sécrété par les nombreux follicules de cet organe. La descente des aliments dans l'œsophage est le résultat de la contraction successive de ses fibres bien plus que celui de la pesanteur des aliments. Ce qui prouve que la pesanteur prend une part bien faible à l'acte de la déglution, c'est la facilité avec laquelle certains bateleurs font arriver dans leur estomac des substances solides ou liquides dans une situation renversée du corps.

## Du chyme.

Le *Chyme* est la première transformation des aliments dans l'estomac. C'est un mélange général de ces aliments réduits à l'état de pulpe. C'est le chyme que l'on vomit lorsqu'on a une indigestion.

Les aliments, arrivés dans l'estomac, que se passe-t-il ? Les ouvertures du *cardia* et du *pylore* se ferment par le resserrement du bourrelet qui les entoure ; et voilà tout le bol alimentaire comme emprisonné dans la poche stomacale. C'est alors que commence la *chymification* de la matière alimentaire. Un frisson général se fait sentir ; et la chaleur et le sang, abandonnant la surface extérieure du corps, se concentrent vers l'organe de la digestion ; c'est là en effet, que semblent converger toutes les forces vitales de l'organisme.

Les fibres circulaires de l'estomac s'appliquent par des contractions continues sur la matière alibile et la malaxent en tout sens. Les couches superficielles de cette masse sont les premières élaborées ; et dès qu'elles ont acquis un certain degré de fluidité elles sont poussées vers le *pylore*.

Ce travail de *chymification* est dû, moins à l'action directe des parois de l'estomac sur le bol alimentaire, qu'à l'action chimique des *sucs gastriques*.

## Des sucs gastriques.

Ces sucs sont fournis par une infinité de petites glandes appelées *follicules*, dont est tapissée la *membrane muqueuse* de l'estomac ; ils contiennent un principe découvert depuis peu qu'on appelle *pepsine*. Ce principe est toujours uni à de l'acide hydrochlorique, de l'acide lactique ou de l'acide acétique. Il a dans ce cas la propriété de dissoudre la fibrine et l'albumine coagulées.

Il a été fait des expériences très-intéressantes sur l'action des *sucs gastriques*. Spallanzani, physiologiste célèbre de Modène, fut le premier qui ouvrit la voie à ce genre d'expérimentation. Il fit avaler à des oiseaux des aliments renfermés dans des boites métalliques criblées de trous, par lesquels pouvaient pénétrer les *sucs gastriques*. Ces aliments se trouvaient donc hors de tout contact avec l'estomac. Après avoir retiré ces boites, il trouva que les matières alimentaires étaient digérées comme dans l'état ordinaire.

Ce même physiologiste a fait aussi avaler à des oiseaux des éponges retenues par un fil ; quelques instants après il a retiré les éponges tout imprégnées de *sucs gastriques*. Il a ensuite exprimé les sucs qu'elles avaient pris, et il a mêlé ces sucs avec des aliments fibreux, avec de la viande suffisamment divisée. Il a mis le tout dans une vessie, et il a placé cette vessie sur une partie du corps où la chaleur est ordinairement le plus developpppée, dans le creux de l'aisselle; il a alors observé que ces aliments fibreux, dans ces conditions là, digéraient bien ; la digestion chymeuse s'est trouvée parfaitement semblable à celle qu'auraient éprouvée ces mêmes aliments s'ils eussent été digérés dans l'estomac. On peut donc artificiellement produire une digestion.

La conclusion de ces faits c'est que le travail de l'estomac entre pour une faible part dans l'acte de la chymification des aliments, lequel est dû surtout à l'action des *sucs gastriques*.

La pepsine est devenue depuis quelques années un médicament très en vogue. Cette substance n'est autre chose que la muqueuse d'une caillette ou estomac de veau. On racle cette membrane muqueuse ; et après qu'elle a subi certaines préparations on la livre à la thérapeutique comme un digestif puissant pour les estomacs débiles. Ce médicament tiendra-t-il tout ce qu'il a promis ?

Lorsque le bol alimentaire est devenu *chyme*, il se présente pour franchir l'ouverture qu'on appelle pylore. Le mot *pylore* vient d'un mot grec qui veut dire portier. Le *pylore* est en effet un portier, et un portier sévère qui refuse obstinément passage à tout aliment qui n'est pas encore converti en chyme ; et ce n'est qu'après que l'aliment a acquis cette transformation que le pylore s'entr'ouvre et laisse passer.

C'est à dater de ce moment, messieurs, que commence la merveilleuse transformation de la *pâte chymeuse* en un liquide qu'on appelle *chyle*.

## Du Chyle.

Qu'est-ce que le *chyle* ? Le *chyle* est un liquide d'un blanc opaque, d'une saveur douceâtre, un peu sucrée, d'une consistance variable, souvent analogue à celle du lait mélangé d'un peu de farine. C'est le suc nutritif extrait des aliments. Hors de ses vaisseaux il se sépare comme le sang en deux parties, une solide, l'autre liquide. La partie solide, c'est le *caillot*, la partie liquide, le *sérum*. Il semblerait que le *chyle* est déjà du sang, mais du sang auquel il manquerait sa matière colorante. Ce liquide est à peu près toujours le même, qu'il provienne d'aliments végétaux ou d'aliments animaux. La chimie n'a pas pu encore constater de caractères différentiels entre les chyles provenant de ces deux sources distinctes.

Il est composé de *fibrine*, d'*albumine*, de *sérum* et de *globules graisseux*, ainsi que d'*osmazôme* et de quelques sels de *soude*, de *chaux* et de *fer*. Ces divers éléments, on les retrouve quand on fait l'analyse du corps de l'homme, et on pourrait presque dire que le *chyle* est de la matière humaine à l'état liquide.

Mêlé intimement au sang et lancé dans le torrent de la circulation, le chyle va visiter toutes les parties du corps, portant à chaque organe les matériaux propres à réparer les brêches faites par le travail des excrétions.

Le chyle cependant se présente quelquefois sous des couleurs diverses. Ces différences d'aspect dépendent surtout du genre de nourriture. Un animal auquel on aurait fait manger de la garance aurait le *chyle* rouge; un autre qui aurait avalé de l'indigo aurait le *chyle* bleu. Mais la composition chimique de ces différents *chyles* sera uniformément la même; la base presque invariable de ce suc sera de la sérosité et de la fibrine.

La transformation de la *pâte chymeuse* en *chyle* s'opère lorsque cette pâte a commencé son trajet dans l'intestin grêle. Là elle se trouve humectée par trois liquides : la *bile*, le *suc pancréatique*, les *sucs intestinaux*.

Dès que le corps alibile est descendu dans l'intestin grêle, son acidité produit une irritation que le foie et le pancréas ne tardent pas à sentir. Ces deux organes acquièrent un surcroit d'activité sécrétoire. La vésicule biliaire se contracte et elle chasse la bile avec le suc pancréatique dans l'intestin.

Ces liquides se mêlent aux sucs intestinaux et l'on ne tarde pas à voir à la surface de la pâte alimentaire un liquide blanc; c'est le chyle.

Le centre de cette pâte est d'un jaune foncé; c'est la partie excrémentielle qui, à mesure qu'elle descend dans l'intestin, acquiert plus de consistance et plus de coloration.

Quel rôle jouent dans l'acte de la *chylification* la *bile* et le *suc pancréatique*? Ici règne une grande divergence parmi les auteurs : les uns ont considéré ces liquides comme des agents actifs de la digestion, les autres n'ont vu en eux que des produits d'excrétions dont la nature cherchait à se débarrasser. Ces opinions sont, comme vous le voyez, diamétralement opposées l'une à l'autre.

L'opinion générale cependant est que le suc pancréatique a pour mission de dissoudre les substances amylacées ainsi que les fécules et les matières grasses que nous ingérons. La bile aurait pour but de participer aussi à la dissolution des matières graisseuses ingérées et à entretenir dans l'intestin le mouvement vermiculaire qui fait descendre vers le rectum les résidus excrémentiels.

## Des sucs intestinaux.

C'est aux sucs intestinaux qu'on attribue généralement la plus large part dans le travail de la chylification. Ils sont, pour la confection du *chyle,* ce que sont les *sucs gastriques* pour la confection du *chyme.*

Une progression trop rapide ou trop lente de la

matière alibile dans l'intestin nuirait sensiblement au résultat de la nutrition. La nature, admirable dans ses moyens, a pourvu à ces cas là.

Pour que la pâte alimentaire ne descende pas trop vite, elle a placé sur la muqueuse des intestins des replis circulaires appelés *valvules conniventes*, espèces de poches destinées à ralentir la marche des aliments. En vue d'accélérer au contraire cette marche des aliments, elle a donné aux intestins le pouvoir de se contracter ; et la contraction de ces intestins ressemble assez aux mouvements d'un ver de terre : de là le nom de mouvement *vermiculaire* qu'on leur a donné, ou encore mouvement *péristaltique*.

Les sucs intestinaux qui, comme je viens de le dire, sont les agents principaux du travail chyleux, sont sécrétés par une foule de petits follicules, espèces de glandes disséminées sur toutes les parties de l'intestin. A mesure que descend la matière alimentaire, ces follicules versent très-abondamment leur précieuse liqueur. Un mélange intime s'opère entre cette liqueur et la matière chymeuse, et de cette union naît le chyle.

Que se passe-t-il entre ces deux éléments? Mystère! devant lequel s'incline impuissante la raison de l'homme. C'est à ce moment-là que la matière inerte reçoit son premier baptême de vitalité et qu'elle fait son entrée dans le monde organique. Elle n'est pas encore matière vivante, mais elle a cessé d'être matière inerte.

Voilà le *chyle* formé.

## Des pores absorbants.

Dans toute l'étendue des intestins grèles il existe une infinité de petites ouvertures béantes appelées *pores absorbants*, destinées à sucer au passage toute gouttelette de *chyle* qui se présente. Ces ouvriers intelligents ne se laisseront pas tromper par de fausses apparences, ils sauront reconnaître dans l'aliment élaboré les molécules assimilables et celles qui ne le sont pas; ils laisseront descendre tout ce qui est destiné au déchet, ne retenant que les seuls matériaux aptes à réparer l'édifice humain.

A chacun de ces *pores* correspond un petit canal conducteur du *chyle* absorbé. Tous ces canaux se dirigent vers un point unique et aboutissent à un réservoir commun qu'on appelle *réservoir de Pecquet*, nom de l'auteur qui l'a découvert.

## De la lymphe.

Dans ce même réservoir vient aussi se déverser un autre liquide qui, comme le *chyle*, participe au grand acte de la *nutrition*. Je veux parler de la *lymphe*.

La *lymphe* n'est point le produit d'un agent alimentaire ; c'est un liquide que des vaisseaux particuliers recueillent dans tous les organes, dans les muscles, la peau, la graisse, jusque dans les veines et les artères. De ces divers points partent une infinité de petits vaisseaux microscopiques qui vont grossissant à mesure qu'ils approchent de ces renflements appelés *glandes lymphatiques*, qu'on trouve dans toutes les parties du corps et dans lesquelles ces vaisseaux viennent verser leur contenu pour lui faire subir quelque élaboration nouvelle.

La *lymphe* est identique au *chyle*; c'est presque du sang moins sa partie colorée. Elle contient, comme lui, de l'albumine et de la fibrine. Son existence est indispensable à la vie, mais elle doit ne figurer dans l'économie que dans des proportions déterminées. Lorsqu'elle est en excès, les glandes prennent un surcroît de développement; c'est là ce qui constitue le tempérament dit *lymphatique*.

Cette *lymphe*, après avoir traversé une série plus

ou moins nombreuse de glandes, vient se déverser, pour la plus grande partie, dans le réservoir dont nous venons de parler, mêlant ainsi sa liqueur à celle du *chyle*.

Confondus ensemble, ces deux liquides, ces grands pourvoyeurs du sang animal, montent vers le cœur par un canal qu'on appelle *canal thoracique*. Ce canal s'ouvre dans une grosse veine, la veine *sous-clavière* gauche. Là s'opère le mélange du chyle et de la lymphe avec le sang. Ces trois liquides entrent ensemble dans le *cœur* par l'*oreillette* droite.

## La lymphe et le chyle convertis en sang.

Désormais le *chyle*, la *lymphe* et le *sang* ne font plus qu'un. Ce liquide unique, impropre encore à la nutrition, va être lancé par le ventricule droit vers les poumons pour y recevoir sa dernière consécration, grâce à l'oxygène que ces derniers organes vont lui donner. Ce sang, après son oxygénation, devient un sang parfait, et le ventricule gauche du cœur chasse ce sang dans toutes les directions et jusques aux confins les plus éloignés et les plus cachés du corps humain. Arrivé à ces extrémités presque inaccessibles à l'œil, ce sang s'épanche à l'état de gouttelette et devient partie intégrante de l'organe qu'il touche. Ici cette gouttelette se fait chair, là elle se fait matière cérébrale, plus loin elle se fait tendon, elle se fait os, peau, foie, poumons, etc. Ce merveilleux liquide porte en lui les éléments de toutes les parties du corps, et il se prête à toutes les transformations exigées par la nature.

La bouchée de pain que nous avons envisagée au début de cette conférence a, comme vous le voyez, subi des modifications bien étonnantes. Elle était, il y a un instant, matière sèche et inorganique, la voilà, après avoir été élaborée, transformée merveilleusement en une autre matière, mais en une matière qui a vie, qui sent, qui souffre, qui se meut.

Voilà, Messieurs, la nutrition.

## Des excrétions.

La nutrition a des limites, elle a aussi des règles. Ses limites sont tracées par le travail plus ou moins actif de l'acte désigné sous le nom d'*excrétion*. La molécule excrétée appelle la molécule nutritive. Si le travail excréteur cessait de s'effectuer, le travail réparateur donnerait à l'homme des proportions monstrueuses.

Toutes les molécules qui se détachent du corps sont à l'état liquide et sont charriées par le sang veineux. Ce sang, en passant par certains organes, se dépouille de ses produits impurs, lesquels sont rejetés au dehors sous des formes et des aspects divers.

Voici les noms des organes chargés de ces excrétions :

C'est le *foie* qui enlève au sang les éléments de la bile ; c'est le *pancréas* qui sécrète le suc pancréatique ; c'est la rate (je n'ai rien à vous dire sur l'usage de cette glande, la science est muette à son sujet) ; ce sont les *reins* qui produisent l'urine ; c'est la *peau* qui excrète la sueur ; c'est la membrane du poumon qui prend au sang une partie de son eau qu'elle rejette sous forme de vapeur ; ce sont les intestins qui élaborent les *excreta* alimentaires.

Vous voyez de là quel mécanisme ingénieux préside à la nutrition de l'homme ; vous voyez cet édifice qui, à mesure qu'il se détériore, se restaure lui-même ; qui, intelligeamment, apporte sur ses parties usées des matériaux toujours nouveaux et souvent meilleurs que ceux qui se détachent.

## Périodes de la nutrition.

La nutrition chez l'homme reconnaît trois périodes; la période d'accroissement, la période d'état et la période de décroissement.

La période d'accroissement commence à l'embryon et elle s'étend jusqu'à l'âge de 40 à 45 ans.

La période d'état date de l'âge de 45 ans et se continue jusqu'à environ 65 ans. Après 65 ans, l'homme décroît.

Dans la première période, le besoin de croître éveille une activité plus grande dans les appareils de la nutrition; le calorique est plus développé, aussi l'enfant est-il peu sensible au froid; l'estomac fonctionne avec une grande énergie, l'enfant éprouve souvent le besoin de s'alimenter; l'assimilation se fait avec rapidité, l'enfant croît vite. Dans cette première période de la vie, le corps perd beaucoup moins qu'il n'acquiert.

Dans la période d'état, la nutrition subit un certain ralentissement, et l'assimilation est en rapport à peu près direct avec les pertes subies.

Dans la période de décroissance, tout languit; l'appétit, que nul besoin d'assimilation n'aiguillonne, descend aux faibles proportions d'une réparation presque insignifiante.

J'ai dit plus haut que la nutrition avait des limites, je dis qu'elle a aussi des règles qui doivent la gouverner et lui donner une bonne direction. Ces règles, dont l'inobservance est si fatale à l'homme, au point de vue de sa santé, de son développement, de sa longévité, je ne vous les exposerai pas aujourd'hui, elles feront la matière d'une nouvelle conférence qui aura pour objet les aliments et les boissons.

## DES ALIMENTS.

On donne le nom d'*aliment* à toute substance pouvant servir à l'entretien de la vie.

Pour que l'*aliment* atteigne ce but, il est indispensable qu'il soit composé de principes assimilables. Il faut aussi que ses éléments représentent ceux des organes de l'homme : le phosphore, l'azote, la chaux, le fer, etc., rejetés par les excrétions, devront se retrouver dans la matière alimentaire ; cette matière alimentaire devra donc être suffisamment phosphatée, azotée, calcaire et ferrée. Il faut, de plus, que la quantité de la substance ingérée réponde suffisamment aux besoins de la nature ; la réparation, en un mot, devra être en rapport avec la perte.

La nature si diverse des aliments, leur nombre considérable, l'aptitude digestive si variable chez les différents individus, ne permettent pas d'établir de règles uniformes en ce qui concerne les choses de l'alimentation.

Il en est qui s'accommodent très-bien d'une petite quantité d'aliments ; d'autres, pour qui une telle quantité serait insuffisante ; tel se maintient fort et robuste en ne mangeant que des farineux, tel autre ne se soutiendra qu'à l'aide d'une nourriture animale.

Les positions sociales, les traditions du pays, de la famille, les influences climatériques, sont autant de circonstances qui nous font adopter l'usage de tel ou tel aliment. Là où la terre produit des végétaux, les hommes ont employé ces végétaux pour leur alimentation. Dans les régions glaciales où la végétation est nulle, l'homme se nourrit ou de poissons ou d'animaux carnassiers.

Dans ces diverses conditions, la constitution de chacun sait se plier aux nécessités, et l'estomac finit par s'accommoder de toutes ces espèces d'aliments, quelque dissemblables qu'ils soient.

Les plantes farineuses sont bien celles qui servent le plus aux besoins de l'homme. Le plus grand nombre des populations en font leur nourriture habituelle.

La pomme de terre est le pain des habitants de l'Irlande.

A mesure que s'est développé le goût du luxe et du raffinement, l'homme a restreint le nombre des matières qui lui servaient d'aliments, mais il a gardé celles qui flattaient le plus sa sensualité, il a acclimaté des espèces nouvelles, il a multiplié les modes d'assaisonnement et a perfectionné l'art de les rendre de plus en plus succulents.

Tous ces raffinements culinaires marquent-ils un progrès dans le développement des forces humaines? Il est permis d'en douter. Je crois plutôt qu'un certain nombre de ces innovations ont été plus nuisibles qu'avantageuses à l'humanité, car on ne saurait nier qu'elles visent moins les intérêts de la santé que la satisfaction sensuelle de notre palais.

Ces raffinements n'ont point encore gagné les populations de nos campagnes; puissent-ils ne les atteindre jamais!

On peut donc dire que l'organisation humaine peut, avec tous les genres d'alimentations, se développer, se fortifier d'une manière sinon identique, du moins sans trop de désavantage. Si, à volume égal, la viande produit plus de chyle que les légumes, à volume supérieur ces derniers pourront fournir un résultat à peu près semblable.

Un estomac qui n'aura pas été dépravé par le luxe amollissant de la table et qui aura conservé intacte sa vigueur native, possédera une force absorbante presque sans limite; c'est ainsi qu'on voit l'Africain se soutenir pendant plusieurs mois en ne mangeant que de la gomme; c'est ainsi que devient gras et replet le Nègre qui ne se nourrit que du suc de la canne à sucre. Le point important, c'est de posséder un estomac solide. Un ouvrier en possession d'un bon outil fait ordinairement de la bonne besogne.

## Division des Aliments.

Il y a deux classes d'aliments, l'aliment *pneumonique* et l'aliment *gastrique*.

## Aliment pneumonique.

L'aliment *pneumonique* — il n'y en a qu'un — c'est l'*air*. L'air nourrit le corps, il lui donne la force et l'énergie en vivifiant le sang.

L'aliment du poumon doit, comme celui de l'estomac, réunir certaines qualités pour être propre à la nutrition. S'il est altéré dans sa composition il peut devenir une cause de débilitation, il peut même devenir poison. Si, au contraire, il se trouve exempt de toute impureté, il sera pour l'homme une source féconde de force et de santé.

L'aliment *pneumonique* peut suppléer à ce qu'aurait d'insuffisant l'aliment de l'estomac. Pourquoi l'ouvrier des champs, dont la nourriture est si frugale, présente-t-il des apparences de santé au moins égales à celles de l'ouvrier des villes qui ne se nourrit presque exclusivement que de substances animales? Parce que l'aliment *pneumonique* qu'il absorbe est d'une pureté autrement parfaite que celui qu'on prend dans l'atelier, dans l'usine ou dans la houillère.

La richesse nutritive de l'aliment du poumon a une telle importance qu'elle est plus indispensable à la nature humaine que celle des aliments gastriques. Placez dans un air parfaitement pur un homme à qui vous ne donnerez pour toute nourriture que du pain et des légumes, cet homme pourra vivre; il pourra même acquérir un certain degré de force et de belle santé. Ce même individu, si vous le placez dans des conditions insalubres d'aération, si vous le faites habiter, par exemple, dans les *Marais-Pontins*, ces lieux si pernicieux placés aux portes de Rome, ou sur les bords de la *Mer-Morte*, là où les plantes elles-mêmes ont peine à vivre, ou bien encore dans certaines provinces de France, telles que la Sologne, la Bresse, où la vie moyenne, en quelques localités, ne dépasse pas 22 ans, au lieu d'atteindre 37 à 38 ans, chiffre normal, cet homme, en de telles conditions, traînera fatalement une existence misérable, quelque tonique d'ailleurs, quelque fortifiante que fût l'alimentation que vous pourriez lui donner.

Il résulte de là que la santé ne réside pas toujours là où se consomment les mets les plus choisis, où se boivent les vins les plus généreux. Dans les riches habitations des grandes cités l'air pur souvent fait défaut; aussi voit-on souvent autour de tables somptueusement garnies les teints les plus anémiques, les constitutions les plus débilitées.

Puisque l'air a tant d'influence sur notre organisation, nous devrons donc nous attacher à éloigner tout ce qui pourrait lui être cause d'altération, et ne laisser pénétrer dans nos poitrines qu'un air susceptible de nous fortifier. (1)

## Aliments gastriques.

Le règne *animal* et le règne *végétal* sont les seuls qui fournissent à l'homme ses aliments gastriques.

Le règne *minéral* ne fournit que l'*eau* et le *sel*.

Je parlerai de l'*Eau* en parlant des boissons.

Pour ce qui est du *Sel* ce n'est pas à proprement parler un aliment : c'est un condiment qui facilite la digestion des matières ingérées en provoquant la sécrétion des glandes de la salive, des glandes de l'estomac et de celles des intestins. Les produits sécrétés

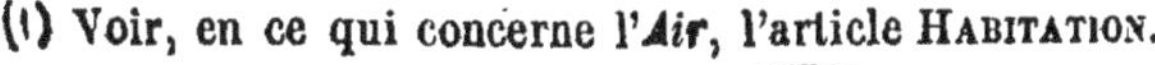
(1) Voir, en ce qui concerne l'*Air*, l'article HABITATION.



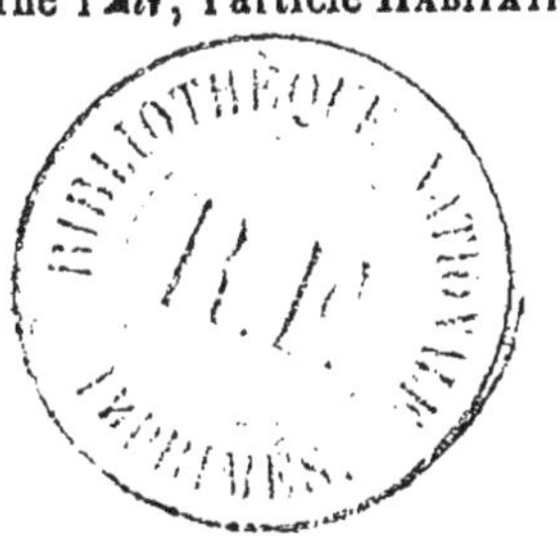

par l'action du *Sel* se mêlent aux aliments, les divisent et agissent chimiquement sur eux pour en séparer les principes assimilables.

## Substances animales.

La *viande* est sans contredit la nourriture la plus substantielle, celle qui contient le plus de matières alibiles.

Elle est composée de *carbone*, d'*oxygène*, d'*hydrogène* et d'*azote*, et de quelques autres éléments que je passe sous silence.

Les *viandes* sont divisées en *viandes noires* et en *viandes blanches*. Les premières constituées par les viandes de *bœuf*, de *mouton*, de *pigeons*, de *perdrix*, de *faisans*, de *canards*, *d'oies*, de *chevreuils*, fournissent une plus grande quantité de chyle que les viandes blanches. Ces dernières sont les viandes de *porc*, de *veau*, de *volailles*, de *poissons*. Elles sont légères et faciles à s'assimiler quand elles n'ont pas séjourné dans la saumure.

Les viandes *noires* sont plus azotées et conséquemment plus fortifiantes. Elles sont loin cependant de convenir à toutes les constitutions. Les personnes à tempérament sanguin devront être sobres de ces aliments-là. C'est pour n'avoir pas assez observé ce précepte que bien des individus sont devenus victimes volontaires de cruelles maladies telles que congestion cérébrale, goutte, gravelle, obésité.

Dans les campagnes la viande la plus généralement en usage est la viande de *porc* ; substance très-nutritive à laquelle on associe ordinairement des légumes verts ou des légumes farineux.

Cette alimentation quoïque fortifiante n'égale pas cependant celle qui a pour base la viande de bœuf ou de mouton rôtie ou grillée ; aussi l'ouvrier des champs sentira-t-il la nécessité d'augmenter à ses repas sa quantité de pain afin de suppléer aux qualités nutritives qui manquent aux aliments dont il fait usage.

Les parties nutritives, dans les substances animales, se présentent sous quatre formes : la *fibrine*, l'*albumine*, *l'osmazôme* et la *caséine*.

Chacune de ces substances est composée des mêmes éléments qui sont : le *carbone*, l'*oxygène*, l'*hydrogène*, et l'*azote*.

La *fibrine* se trouve disséminée dans les fibres charnues. Elle constitue ce qui, dans le sang, forme le caillot.

L'*Albumine* est une matière répandue aussi dans les chairs et formant ce qu'on appelle la partie séreuse du sang. Le blanc d'œuf contient beaucoup d'albumine.

L'*Osmazôme* est un extrait particulier de la viande qui se trouve aussi dans les fibres et qui se dissout dans l'eau par l'ébullition. C'est l'*osmazôme* qui communique au bouillon son goût, son odeur et ses propriétés fortifiantes.

La *Caséine* est la substance azotée du lait, celle qui donne au lait ses principales qualités nutritives.

Outre les quatre substances azotées que je viens d'énumérer, il en existe d'autres qui nous servent d'aliments et qui cependant ne contiennent pas d'*azote*. Telle est la *graisse*. Le rôle de la *graisse* dans la digestion n'est pas de concourir à faire de la chair musculaire, elle sert à développer la chaleur dans le sang humain.

## Du lait.

Le *Lait* est un aliment parfait. L'enfant, dont la principale nourriture est le lait, trouve dans cet aliment des principes assimilables pour toutes les parties de son corps, pour les parties osseuses comme pour les parties charnues.

C'est avec la partie azotée du lait, la *Caséine*, que se fait le fromage.

Il contient en outre une matière grasse, appelée *crême*, laquelle se sépare par le refroidissement et constitue le *beurre*. Puis une matière *sucrée* (sucre de lait), et du *sérum* ou *petit lait*.

Cet aliment, de facile digestion, entre pour une grande partie dans l'alimentation chez certains peuples.

Mais cette nourriture si précieuse arrive rarement à l'état de pureté jusqu'au consommateur. Une fraude honteuse se commet journellement sur cet aliment, fraude d'autant plus effrénée que la science, malgré ses actives recherches, est souvent impuissante à la démasquer. Frelater une substance alimentaire de cette importance, est plus qu'une mauvaise action, c'est un crime de lèse-humanité.

Etant admis que ce commerce se fît avec toute loyauté, nous n'aurions encore que rarement l'occasion de boire du bon lait. La température seule de l'été le décompose en favorisant la séparation de la *crême*.

Cette même décomposition se produit par le fait seul du temps qui s'est écoulé depuis la traite.

Si on soumet le *lait* à l'ébullition il perdra beaucoup de ses qualités nutritives ; et il ne ressemblera que de loin à ce liquide moelleux et sucré qui s'écoule tiède des mamelles de la vache. La température, le temps écoulé, la coction sont donc autant de circonstances qui altèrent la qualité du lait et nuisent à ses propriétés.

Le lait n'est aliment parfait qu'à une condition, à la condition d'être bu aussitôt qu'il est recueilli. L'enfant qui est au sein de sa mère ne se développe si bien que parce qu'il prend un lait qui est à la température humaine et qui n'a subi aucune altération. Ce même lait, si on le recueillait et qu'on le laissât se refroidir pour être plus tard donné à l'enfant, ne serait alors qu'un aliment bien médiocre.

Le lait pur est chose à peu près inconnue dans les villes ; c'est dans les villages qu'on trouve dans toute sa pureté cette substance si utile et si indispensable aux premiers âges de la vie.

Le lait étant l'aliment unique du jeune enfant il importe que cet aliment lui soit donné dans les meilleures conditions possibles de pureté et de salubrité.

Cent mille nourrissons meurent chaque année en France, victimes de l'allaitement mercenaire. Ils meurent parce que le lait qu'on leur donne est ou insuffisant ou défectueux. Cette grande mortalité des enfants qui fait tant de vides dans la population française est un fait qui s'impose à l'attention du gouvernement et à l'étude sérieuse des économistes.

On ne sait généralement pas tout ce que l'esprit de calcul fait naître de barbare et de criminel, chez quelques unes de ces femmes à gages, à qui est confiée la sainte mission de nourrir des enfants. Il est instructif de le connaître, et c'est un devoir de le divulguer.

Voici quelques-uns des cas qui peuvent se présenter.

Une nourrice qui se charge d'allaiter un nourrisson s'engage ordinairement à sevrer son enfant. Il est rare que cet engagement reçoive une exécution immédiate. On partage alors entre deux la ration d'un seul. Très souvent, les deux petits êtres végètent. La nourrice, dans ce cas, obéissant à la voix de la nature, incline du côté du sien ; le nourrisson est sacrifié. On jette à la mer la marchandise pour sauver le navire.

Lorsque les mamelles, pour une cause ou pour une autre, cessent de fournir du lait, il semblerait tout naturel qu'on dût cesser de présenter l'enfant au sein. Il n'en est pas toujours ainsi. L'amour du lucre est grand : et pour bénéficier plus longtemps de la rémunération mensuelle on continue un simulacre d'allaitement qui n'est en définitive qu'un allaitement à sec; et cela au plus grand préjudice de l'enfant.

Une nourrice devient enceinte. Son lait dès lors perd de sa qualité. Cessera-t-elle l'allaitement ? Oui, si c'est son enfant ; non, si c'est un nourrisson. Elle nourrira ce petit malheureux jusqu'à ce moment où il n'est plus possible à la femme de dissimuler sa grossesse. Pendant ce temps là elle ne lui aura donné qu'un aliment altéré et pernicieux.

Parlons maintenant de l'enfant qui est sevré.

Quel sera le régime alimentaire qu'on lui fera suivre ? C'est là, Messieurs, un des points les plus importants de l'hygiène de l'enfance. Je regrette de ne compter parmi mes auditeurs qu'un si petit nombre de mères de famille, car c'est à elles surtout que s'adressent mes paroles. Peut-être auraient-elles tiré de cette conférence quelque fruit utile

Je n'hésite pas à affirmer que la moitié des enfants qui meurent au sevrage chez des nourrices mercenaires, meurent de faim. C'est affreux à dire, mais c'est réel.

Ils meurent par insuffisance de nourriture. Cette insuffisance de nourriture résulte ou d'un calcul criminel ou d'une déplorable ignorance.

On évalue généralement à un litre ou un litre et demi le lait que fournit en vingt-quatre heures une femme nourrice : c'est donc à peu près un litre de lait de vache ou de chêvre qu'on devrait donner chaque jour à l'enfant qui est au sevrage. Acheter de ses deniers une telle quantité de lait ! Toutes les nourrices ne poussent pas jusque là le désintéressement. On en achètera ou la moitié ou le quart, et l'on fera alors ce qu'on appelle des *coupages*.

Un mot sur ces *coupages :*

L'eau de gruau, l'eau d'orge ou l'eau naturelle entrent ordinairement pour la plus large part dans ces fades breuvages qu'on fait boire à ces pauvres enfants et qui traversent leur corps sans, pour ainsi dire, s'y arrêter, impuissants à les nourrir, propres tout au plus à étancher leur soif.

Les coupages sont faits de telle manière que le lait n'y figure quelquefois que dans les proportions les plus minimes : un verre de lait pour un litre d'eau, ou — comme je l'ai constaté — une seule cuillerée de lait pour un verre de cette même eau.

Avec un tel régime l'enfant dépérit. Comment en serait-il autrement? Il maigrit, sa figure s'amincit et se couvre de rides, son ventre se ballonne, il boit énormément, mais il rejette la plus grande partie de ses boissons complètement dépourvues de principes assimilables.

La nourrice s'émeut de cet état de choses. C'est alors qu'elle consulte. Qui ? l'homme de l'art? rarement ; la sage-femme ? quelquefois ; la voisine ? presque toujours. Et voilà ce que dit presque toujours la voisine du haut de sa science : « Ton enfant est échauffé, le lait que tu lui donnes est trop fort, il faut le couper. » Ces conseils s'harmonisent trop bien avec ses principes économiques pour qu'elle néglige de les suivre. Elle coupe donc de plus en plus le lait, et elle le coupera tellement qu'il ne sera bientôt plus que de l'eau à peine blanchie.

Ces pauvres victimes de l'ignorance ou de la cupidité ne tardent pas à succomber. Et combien eussent échappé à la mort si elles avaient été confiées à des mains moins coupables ou moins inexpérimentées.

Ces holocaustes d'enfants sont autant de petits assassinats qui passent inaperçus au milieu de nous, à l'ombre de la plus déplorable impunité !

Il est hors de doute qu'une surveillance active atténuerait l'étendue de ce mal s'il ne le faisait cesser. Mais le cri d'alarme est jeté, les lois violées de l'humanité demandent justice, et les plaintes de la patrie qui se dépeuple ont été enfin entendues. Des Sociétés protectrices de l'enfance se sont fondées, des publications périodiques ont dénoncé au monde entier ces faits honteux ; et les Directeurs des bureaux de nourrices, à Paris, se livrent en ce moment à un travail de réorganisation qui, espérons-le, donnera satisfaction à la morale publique.

Ce tableau que je viens de faire de la mauvaise nourrice ne s'applique pas à toutes celles qui ont charge d'enfants. Je me plais à reconnaître qu'il y a quelques honorables exceptions. J'ai été moi-même témoin de quelques beaux dévouements, j'ai vu des nourrices pauvres adopter comme membres de leur propre famille des enfants que leurs mères dénaturées avaient abandonnés. J'ai vu ces femmes les élever avec soin, leur faire apprendre un état et leur fournir un petit trousseau pour leur mariage. Que de prix Monthyon ont été décernés à des actes de vertu moins sublimes que celui-là !

Pourquoi couper le lait qu'on donne à l'enfant au sevrage? L'enfant au sein boit-il du lait coupé? Les animaux qui têtent à leur mère boivent-ils du lait coupé? Il est étrange qu'on ait cru devoir affaiblir un liquide qui s'affaiblit si vite par le refroidissement, quand il n'est pas affaibli déjà par de coupables additions d'eau.

Le lait de femme diffère peu d'ailleurs pour la force du lait de vache ; et un enfant qui digère facilement le premier doit pouvoir digérer l'autre sans trop de difficulté. Voici, d'après M. Regnault, l'analyse comparée de ces deux laits :

| Pour 100 parties, | Lait de vache | Lait de femme |
|---|---|---|
| Eau . . . . . . . . . | 87,4 | 86,6 |
| Beurre. . . . . . . . | 4,0 | 2,5 |
| Sucre de lait et sels solubles . . . . . . . | 5,0 | 4,9 |
| Caséine, albumine, sels insolubles . . . . . | 3,6 | 3,9 |

Les différences, comme vous le voyez, ne sont donc pas bien grandes entre ces deux espèces de lait.

Je conseille ordinairement de ne couper le lait que pendant les deux premiers mois de la vie. L'estomac de l'enfant nouveau-né ne trouve pas dans le lait du sevrage ce liquide léger que fournit la mère dans les premiers temps de la lactation; on devra donc couper le lait de vache, mais dans des proportions sages. On le coupera avec moitié d'eau de gruau dans les premiers jours, puis avec un tiers, puis un quart; et après le deuxième mois, l'enfant devra boire du lait pur, soit lait de vache, soit lait de chèvre; et on devra lui en donner autant qu'il en voudra prendre. L'enfant obéit à un instinct qui ne trompe pas; il ne prend rien en excès, et il sait bien, par ses refus obstinés, faire comprendre qu'il est inutile d'insister. Il est excessivement rare que l'enfant à qui l'on donne du bon lait soit incommodé par la quantité. La gourmandise n'est pas son fait, elle est l'attribut de l'homme en possession de toute sa raison.

Le lait devra être sa principale, ou mieux, son unique alimentation jusqu'au huitième mois. Les potages légers pourraient cependant être essayés avant cette époque, mais on en observera attentivement les effets afin de les supprimer aux premiers troubles de la santé.

Le lait qui sert à l'alimentation des enfants devrait être trait deux fois par jour. Les mères qui habitent la campagne pourront faire jouir leurs enfants de cet avantage précieux.

Le lait ne doit point être bouilli. Il sera chauffé au bain-marie, et on n'y ajoutera qu'une faible quantité de sucre, car le lait frais est très-sucré par lui-même.

Pour faire boire l'enfant, on se sert ordinairement de biberons, objets dont l'industrie s'est emparée et qu'elle présente chaque jour au commerce sous des formes toujours nouvelles.

Il en est un qui est en faveur aujourd'hui, le biberon avec bout en caoutchouc. Ce bout est fixé à l'extrémité d'un tuyau de même substance, qui s'implante dans le bouchon d'une petite bouteille plate pleine de liquide et descend jusqu'au fond de cette bouteille. L'appareil est placé dans le berceau de l'enfant, on met dans la bouche de cet enfant le bout du caoutchouc et on ne s'en occupe plus. L'enfant boit sans cesse, il boit le jour, il boit la nuit; son existence n'est qu'un long repas. Cette habitude est mauvaise. L'enfant doit être, comme les grandes personnes, réglé pour ses repas. L'intervalle entre chacun de ces repas sera de deux heures.

Je dois signaler un inconvénient grave du bout en caoutchouc. En demeurant longtemps dans la bouche, ce bout, attaqué par le liquide de la salive, finit par se décomposer et fait naître sur la muqueuse de la langue et du palais des affections aphteuses des plus graves. Le bout en verre est préférable, il est toujours propre, et il ne saurait rendre la bouche malade.

Si je me suis appesanti si longuement sur l'alimentation de l'enfant, c'est parce que ce sujet me semble avoir une importance extrême. Je ne saurais trop recommander à votre attention l'étude de cette question qui est une question capitale au point de vue de ces jeunes existences si chères aux cœurs des parents, et au point de vue aussi des grands intérêts de l'humanité et du pays.

Il est un moyen, un moyen efficace, pour faire cesser cette effrayante mortalité de l'enfance. Ce moyen quel est-il ? Tous les hygiénistes répondront : « Mères, nourrissez vos enfants. » C'est là le remède, c'est là qu'est le salut.

« Celles-là sont coupables, dit le d[r] Béclard, qui dé-
« sertent leur devoir de mère et refusent leurs mamel-

« les gonflées de lait au nouveau-né pour qui cette « nourriture a été préparée de longue main par la na- « ture elle-même.

« La plupart prétextent des affaires, d'autres les « exigences sociales, quelques-unes de vagues rai- « sons de santé. La crainte d'un fardeau lourd se dis- « simule mal sous ces banales allégations L'esprit « de sacrifice fait défaut, le renoncement aux plaisirs « épouvante et l'on substitue lâchement au sein ma- « ternel, le sein, souvent flétri par la misère, d'une « inconnue salariée. »

## Substances végétales.

Les végétaux, quoique moins riches en principes actifs que la viande ne laissent pas que d'être doués d'une grande force d'assimilation ; et, pris en quantité voulue, ils suffisent dans bien des cas aux besoins de l'homme.

Les aliments *végétaux* présentent une grande analogie avec les matières animales. Ils ont comme ces dernières leur *fibrine*, leur *albumine* et leur *caséine*.

La *fibrine* végétale se trouve dans tous les sucs de la plante. Elle se trouve aussi dans la semence des graminées, et surtout dans cette partie de la farine du blé qu'on appelle *gluten*.

L'*Albumine* se trouve ordinairement aussi dans les mêmes parties de la plante.

La *Caséine* réside surtout dans certains péricarpes, dans ceux des pois et des fêves dont on peut faire sa nourriture et qui entrent souvent dans la confection des bouillons maigres.

Ces substances sont, au point de vue chimique, parfaitement semblables aux substances analogues qu'on trouve dans les espèces animales, elles sont formées, elles aussi, d'*oxygène*, d'*hydrogène*, de *carbone* et d'*azote*.

L'*azote* manque dans beaucoup de végétaux. Il manque surtout dans les fécules, l'amidon, le sucre et les huiles. Ces substances ne s'assimilent donc pas à notre corps ; mais elles subissent, sous l'influence de la salive, des liquides de l'estomac et du pancréas, diverses transformations, et notamment la transformation de l'amidon en sucre. Ces opérations chimiques ne s'effectuent jamais sans qu'il se produise une combustion. L'oxygène, agent de cette combustion, s'empare du carbone de ces substances, le brûle, et détermine dans le sang et dans le corps une augmentation de chaleur. Augmenter la chaleur de l'homme est donc le but assigné aux matières alimentaires non azotées.

Ces aliments, destinés à être brûlés, sont appelés aliments *respiratoires* ; les autres, aliments *plastiques*.

Le besoin de se créer un foyer de calorique intérieur se fait sentir surtout sous les climats où le froid est intense et où, par conséquent, le corps éprouve une perte de chaleur plus considérable. Les habitants du Groënland ne se nourrissent, pour ainsi dire, que de graisses de poissons ou d'animaux.

Si les aliments azotés fournissent seuls le sang et la chair musculaire, les aliments dépourvus d'azote jouent néanmoins un grand rôle dans l'acte de la nutrition, car il est prouvé, d'après des recherches récentes, que la force des muscles résulte moins de l'assimilation des principes azotés que de la chaleur produite dans le corps par la combustion des matières carburées (amidon, fécule, sucre, huile).

L'alimentation végétale, grâce à ces recherches de la science, se trouve vengée de la défaveur imméritée qui pesait sur elle. Il est une croyance généralement répandue, à savoir que la viande seule peut entretenir les forces de l'homme. Erreur qu'il importe de dissiper. Combien, à ce compte, ignoreraient ce qu'est la santé, car combien dans les campagnes ne se nourrissent que de végétaux!

Dans les temps antiques cette erreur hygiénique n'existait pas. Il est constaté que l'alimentation des athlètes qui descendaient dans l'arène pour y déployer leur force et la vigueur de leurs membres, était une alimentation végétale.

Les ruminants, en mangeant l'herbe des champs ou les graines des céréales, trouvent dans ces plantes de la fibrine et de l'albumine toutes faites, et ils se les approprient. L'homme, de son côté, en se nourrissant de la chair de ces ruminants, s'approprie à son tour cette même fibrine et cette même albumine.

Il n'est pas indispensable cependant que ces substances végétales passent par le corps d'un ruminant pour acquérir la propriété de s'assimiler à l'homme; elles possèdent en elles-mêmes cette propriété.

L'homme, comme nous l'avons vu en parlant de la *Nutrition*, est pourvu de dents *molaires*, dents propres à broyer et dont les ruminants sont si largement dotés. De ce fait on doit conclure qu'il est destiné à faire des végétaux une notable partie de sa subsistance.

Cette loi physiologique a fait considérer par quelques naturalistes l'organisme humain comme une plante supérieure se développant aux dépens de plantes inférieures, lesquelles lui transmettent les éléments dont elles sont elles-mêmes formées.

## Du pain.

Le *pain* est, sans contredit, l'aliment le plus répandu, et j'ajouterai même qu'il est le meilleur des aliments. Il est fait, vous le savez, avec de la farine, de l'eau et une petite quantité de levain. Ce levain ne remplit qu'un rôle secondaire dans cette fabrication; il est là pour produire une fermentation alcoolique et la formation de bulles nombreuses d'acide carbonique. Cet alcool et cet acide carbonique sont expulsés par la chaleur, laissant intactes les cellules qui les contenaient et qui forment ce qu'on appelle les *yeux* du pain. Le levain n'a pas d'autre effet que de faire lever la pâte et rendre le *pain* léger.

Les éléments principaux du *pain*, ceux auxquels il doit ses propriétés fortifiantes, sont l'amidon et l'azote. Ce dernier est contenu dans le *gluten*.

Ce *gluten*, on peut l'isoler en pressant sous un filet d'eau une petite quantité de farine entre ses doigts. L'eau entraîne l'amidon ou fécule, et il reste dans les doigts une matière pâteuse, c'est le *gluten*.

Le *pain* blanc dit de première qualité n'est pas le pain le plus nutritif; on le préfère parce qu'il flatte l'œil et le goût. Le *gluten* n'est pas la seule partie de la farine qui renferme de l'azote. Le *son* en contient aussi une certaine quantité. Le pain fabriqué avec de la farine contenant un peu de *son* sera donc aussi azoté que celui fait avec la farine parfaitement blanche; il sera même plus fortifiant.

Comme nourriture unique, le pain serait insuffisant. Il est donc important qu'on lui associe d'autres substances azotées telles que lait, légumes ou viandes.

L'homme peut vivre en ne mangeant que du pain et du lait. Il y a des contrées, en Lombardie, où les ouvriers n'ont pas d'autre régime que celui-là. Mais dans ce cas, la quantité de pain qu'on absorbe est considérable : trois livres par jour ne sont pas de trop.

La pomme de terre est, dans quelques contrées de l'Europe, l'unique aliment pour les classes pauvres. Les individus qui se nourrissent de ces substances en absorbent une quantité double : trois kilog. au moins.

Dans les classes aisées, 500 grammes de pain par jour suffisent souvent, parce qu'on absorbe, par les viandes dont on se nourrit, une grande quantité d'azote.

Le pain, lorsqu'il n'est pas encore refroidi, est indigeste : c'est le pain de la veille qui est en général le plus facile à digérer.

Lorsque le pain devient vieux, il donne naissance à des produits dangereux, à des moisissures qui ne sont autre chose que des cryptogames dont l'action toxique peut avoir des effets fâcheux pour la santé.

## Des fruits

Ce qui plaît dans les *fruits*, c'est le sucre qu'ils contiennent. Ce sucre est toujours uni à un acide. Les acides qu'on trouve le plus communément dans ces fruits sont l'acide *malique*, l'acide de la pomme, et l'acide *citrique*, celui du citron.

Le sucre existe dans le plus grand nombre des fruits. La chataigne, le raisin, la pomme, la poire, la figue, la datte, la prune, l'abricot, la pèche, la fraise, la framboise, la pastèque ou melon d'eau, etc., contiennent du sucre en quantité plus ou moins grande. Cette quantité de sucre n'est pas le fait seul de la végétation, elle est subordonnée aussi à la chaleur de l'atmosphère qui favorise son développement en provoquant l'évaporation des liquides contenus dans ces fruits. Aussi un même fruit présentera-t-il de notables différences, selon qu'il aura végété sous un climat ou sous un autre.

Les fruits sont en général peu nutritifs. Ils entrent dans la catégorie des substances qui constituent l'alimentation dite *rafraichissante ;* ils donnent au palais une sensation agréable, et ils servent à éteindre la soif. Pris en trop grande quantité, ils peuvent amener quelques troubles dans les fonctions digestives. L'époque où les fruits sont le plus nuisibles à la santé est celle où la maturité n'est pas encore complète et où le sucre est à peine développé. On a vu souvent des accidents survenir par une ingestion trop abondante de *fruits.* On devra être sobre de cette espèce d'aliments pendant les épidémies de dyssenterie ou de choléra.

## DES BOISSONS.

Il est nécessaire que l'homme prenne à ses repas des liquides, en vue de favoriser le travail de la digestion. Ces liquides servent à diviser les substances alimentaires et à rendre plus facile leur transformation en chyle.

Les boissons qui sont le plus en usage en Europe sont : l'*eau,* le *vin,* le *cidre,* la *bière,* le *thé* et le *café.*

### De l'eau.

Plus de la moitié des populations du globe font de l'*eau* leur boisson habituelle. Il importe que cette eau réunisse certaines qualités. Elle devra être fraîche et agréable au goût et suffisamment aérée. Sa température devra être plus froide en été qu'en hiver ; elle cuira bien les légumes et elle ne donnera pas de dépôt après ébullition. L'*eau* prise en de telles conditions et en quantité modérée, disposera l'estomac à bien digérer. Cette boisson ne suffirait cependant pas à l'ouvrier qui se livre à des travaux pénibles.

Lorsque le corps est en sueur, il est prudent, avant de se désaltérer, de se rafraîchir avec de l'eau le visage ou les mains. On étanche mal sa soif en buvant beaucoup d'eau, on réussit mieux en n'en prenant que quelques gorgées à la fois.

Pendant les travaux des champs, alors qu'il est si difficile de se procurer de l'eau fraîche, on prépare ordinairement pour les ouvriers des boissons composées d'*eau* additionnée dans de faibles proportions d'un excitant quelconque, eau-de-vie, vin, vinaigre, bière, café. Ces mélanges ne sont pas nuisibles; pris à dose modérée, ils suffisent aux besoins de la soif.

A la fin de la moisson, on observe souvent des affections intestinales qui revêtent quelquefois la forme cholérique. Ces affections sont dues pour la plupart à des ingestions trop abondantes de liquide pendant que le corps est en transpiration. L'estomac et les intestins ne suffisent pas au travail d'absorption exigé par cette grande quantité de liquides : de là des maladies intestinales qui font quelquefois de nombreuses victimes parmi les moissonneurs.

Tous les tissus du corps éliminent au dehors des produits liquides. C'est surtout par les sueurs et les urines que s'effectue cette élimination. On évalue à deux litres la somme de ces excrétions; c'est donc environ deux litres de liquides qu'il faut restituer au corps. C'est l'*eau* qui sera cette substance réparatrice.

L'*eau*, en effet, entre dans presque toutes nos préparations culinaires, et notamment dans nos bouillons et nos ragoûts. Les légumes et les fruits que nous mangeons en contiennent aussi dans d'assez grandes proportions. En y ajoutant nos boissons, nous arrivons à une somme d'*eau* absorbée équivalente à la somme d'*eau* perdue, à deux litres environ.

## Du vin.

Le vin, ce produit tant vanté de la vigne, est peut-être l'agent qui joue un des plus grands rôles dans les choses de l'humanité. Il est de toutes nos fêtes, il est de tous nos plaisirs, nous l'associons à toutes nos joies. Avec lui nous fêtons le retour de l'absent, il cimente un marché, il salue la bienvenue, il ranime la gaîté, il rapproche quelquefois deux ennemis. Voilà le bien qu'il opère.

Mais à côté de ce bien que de mal à son actif !

A lui et à ses différents produits doivent être imputés les fléaux qui ont le plus désolé la terre. La plupart des crimes contre les individus et contre la société, c'est lui qui les a fait commettre ; on l'a surnommé à bon droit le *bourreau de la raison* et le *corrupteur des mœurs* ; combien d'intelligences abruties, combien d'actes d'immoralité par abus de ce liquide !

Oublions pour un moment les forfaits qui sont à sa charge et parlons un peu du bien qu'il peut faire à l'homme.

Le *vin* est un excellent tonique. Il ne nourrit pas mais il stimule l'estomac et facilite le travail d'assimilation des matières alibiles ; de plus il produit une excitation bienfaisante sur la circulation générale, il augmente la chaleur du corps et ralentit ainsi le travail de destruction organique qui s'opère constamment en nous.

Pendant les repas on boira du *vin* étendu d'un tiers ou de moitié d'eau, selon sa provenance. Les *vins* du midi qui contiennent jusqu'à 16 0/0 d'alcool, supportent très-bien les coupages , tout en conservant une vinosité suffisante.

On évalue à un litre par jour la quantité de *vin* nécessaire à l'homme qui se livre à des travaux fatigants. Aller au delà de cette limite serait méconnaître les lois d'une bonne hygiène. Il en est qui trouveront peut-être cette quantité insuffisante : à ceux là je demanderai s'ils voudraient boire chaque jour un grand verre d'alcool pur à 100 degrés. Tous, messieurs, vous répondriez par la négative. Eh bien en buvant chaque jour un litre de vin on introduit dans l'économie un verre ou un verre et demi d'alcool pur ; c'est cette quantité d'alcool que fournit à la distillation un litre de vin du midi.

Hors des repas on ne devra boire du vin qu'en petite quantité et étendue d'eau dans de très-fortes proportions. Quelques hygiénistes le proscrivent même complètement.

Le *vin* rouge est plus salutaire à la santé que le *vin* blanc. Ce dernier a une action toute spéciale sur le cerveau et en général sur tout le système nerveux ; il amène fréquemment des accidents semblables à ceux que provoque l'alcool. Le tremblement des membres et même le *Delirium tremens* sont des conséquences possibles de l'usage continu du *vin* blanc.

## Cidre.

Le *cidre* est quelquefois très-alcoolique, ainsi que les bières qui nous viennent d'Angleterre. Une trop grande quantité de ces boissons serait tout aussi nuisible que le vin pris en excès.

Vous vous garderez de boire du *cidre* lorsqu'il est encore à l'état de *cidre doux*. Il est lourd et indigeste ; il peut devenir une cause d'indisposition grave.

## Bière.

La *bière* est le produit de la fermentation de l'orge germée. Le houblon qu'on ajoute à ce produit donne à la *bière* son goût amer, en même temps que ses propriétés tonifiantes.

La *bière* contient du sucre, de l'alcool et de l'acide carbonique.

Cet alcool est en moins grande proportion dans les *bières* françaises que dans celles qui proviennent de l'Allemagne et de l'Angleterre, lesquelles en contiennent 4 0/0.

Ces dernières *bières* prises en trop grande quantité peuvent provoquer assez facilement l'ivresse, et même le délire alcoolique.

Il y a des *bières* qui sont de bien mauvaise qualité. Celles qui ont été bien fabriquées sont d'une digestion facile, et on peut en conseiller l'usage.

## Thé, Café.

L'infusion de *thé* est la boisson a peu près unique des Chinois et des Japonais. La Hollande, l'Angleterre, l'Autriche, la Hongrie, en font aussi une grande consommation.

Le *thé* renferme un principe azoté, la *théine*, qui est nutritif.

Le *café* a, lui aussi, son principe azoté, la *Caféine*.

Les infusions de *thé* et de *café* conviennent après le repas. Elles ne sont pas indispensables cependant au travail de la digestion. Il est même des constitutions nerveuses ou pléthoriques pour lesquelles ces infusions seraient nuisibles.

Le *café* coupé avec du lait constitue chez un grand nombre le premier déjeuner. Ce déjeuner peut pour quelques uns n'être pas suffisant.

Je ne puis pas parler du *café* sans dire quelques mots sur une sophistication que le commerce lui fait souvent subir, en y mêlant de la *chicorée*, plante que l'Allemagne cultive sur une si grande échelle.

Je me hâte de dire que ce mélange ne saurait avoir d'effet fâcheux sur la santé.

Il en est qui ne prendraient jamais leur café au lait sans y ajouter un peu de chicorée, dans le seul but de lui donner de la couleur. Le commerçant, en faisant sa petite fraude, va au devant de leurs désirs ; et tout le monde est satisfait. Une infusion de café concentrée mêlée au lait vaut beaucoup mieux que ce liquide noir et épais fourni par une décoction de chicorée.

## Conseils à propos des aliments

Pour retirer de ses aliments tout le profit possible, on devra se conformer à certaines règles que je vais essayer de résumer.

On mangera toujours aux mêmes heures.

On consacrera à ses repas le temps nécessaire afin de pouvoir — chose indispensable — bien broyer ses aliments.

La plupart des indigestions proviennent d'une trituration incomplète de la matière alimentaire.

Manger trop vite c'est aller audevant de douleurs gastriques, de pesanteurs et de régurgitations.

Manger trop c'est s'exposer à des congestions sanguines, c'est aussi nuire au développement des facultés intellectuelles. Rien ne favorise autant que la frugalité le travail de la pensée. Ce travail est toujours pénible pendant la digestion. C'est le matin, dans l'état de vacuité de l'estomac, que l'intelligence est plus féconde et la mémoire plus puissante.

Quand l'excès d'aliments n'amène pas de maladies, il détermine souvent une infirmité fâcheuse, surtout lorsqu'on est encore jeune, l'*obésité*.

Se nourrir exclusivement de viande lorsque le corps ne se fatigue pas, c'est donner inutilement au sang un excédant de forces, c'est introduire dans l'économie des matériaux réparateurs qui restent sans emploi, mais non sans danger. L'alimentation rafraîchissante, celle qui consiste dans l'ingestion de légumes, de fruits, devra prendre une large part dans l'acte de la nutrition.

La nature ne nous conseille-t-elle pas elle même ce genre d'alimentation en ornant, comme elle le fait, nos arbres et nos vergers de ses produits savoureux? banquet somptueux et varié auquel chaque année l'homme est convié.

Le meilleur régime à conseiller aux gens du monde qui sont dans l'aisance est celui-ci :

Le repas du matin sera léger parce que le corps qui n'a pas encore essuyé de fatigue n'éprouve pas à cette heure un besoin de réparation. Ce repas se composera de café au lait, de chocolat, de thé au lait ou de potage.

Au milieu du jour aura lieu un repas plus substantiel. Ce repas, s'il n'est pas le repas principal, consistera en légumes, œufs, laitages, quelque peu de viande froide, fruits, fromages.

Le repas du soir sera plus fortifiant, la viande en sera la base principale; et on lui associera quelques légumes et quelque salade de saison.

On ne saurait faire deux forts repas dans une journée. Si le déjeûner a été copieux et tonique l'appétit sera presque nul au dîner, et il y aurait alors imprudence à charger l'estomac d'une grande quantité d'aliments.

Il est une habitude que contractent quelques personnes et contre laquelle l'hygiène proteste énergiquement, l'habitude de prendre très-chauds certains aliments. Ces aliments sont ordinairement le potage, le thé, le café. On avale vite dans ce cas, parce que la chaleur élevée de ces aliments produirait dans la bouche une sensation de brûlure violente s'ils y séjournaient, ne fut-ce qu'une seconde.

Cette sensation qu'on épargne à la membrane muqueuse de la bouche et du palais, c'est à l'estomac qu'on l'inflige.

Ces brûlures, répétées chaque jour, finissent par causer certaines maladies susceptibles de devenir mortelles. Le ramollissement de la muqueuse de l'estomac, et même le cancer de cet organe, sont des affections qui, d'après quelques auteurs, reconnaissent souvent pour cause l'habitude d'ingestions trop chaudes. La sensibilité du palais vous dira à quelle température devront être pris vos aliments : ce sera votre thermomètre.

L'intervalle entre les repas ne sera pas de moins de cinq heures.

Quelques ouvriers font quatre repas par jour; l'hygiène ne saurait approuver de tels usages.

L'enfant possède en lui une grande force vitale ; il digère vite, il lui faut des repas fréquents. Le tout jeune enfant sera mis au sein toutes les deux heures.

Le jeune lycéen fait quatre repas dans sa journée, mais deux de ces repas sont peu nutritifs. A mesure qu'il avancera en âge il mangera moins souvent, tout en augmentant la quantité de ses aliments. La collation du soir est très-souvent mise de côté. Pour l'adulte la règle est de faire trois repas.

Le temps nécessaire pour une digestion complète est d'environ cinq heures.

Les aliments, quand ils ne sont pas digérés, ne restent pas dans l'estomac plus de six ou sept heures. Une indigestion, après le repas du soir, a lieu presque toujours entre minuit et deux heures du matin.

On n'absorbera de boissons que ce qui est nécessaire pour humecter les aliments, les diviser et les amollir.

Il n'est pas dans la nature de l'homme de boire de grandes quantités de liquides. Le travail, la chaleur, les transpirations abondantes provoquent, il est vrai, le besoin de boire, mais en tous autres cas ce besoin, quand il est exagéré, est dû à une cause spéciale ; cette cause est souvent l'abus des alcooliques ou du vin, ou bien l'usage du tabac à fumer.

L'ampliation de l'estomac a des limites. Si cet organe se trouve distendu à l'excès par des liquides, il restera peu de place pour les aliments solides et réparateurs.

Celui qui boira beaucoup avant le repas mangera peu, et il digérera difficilement. Cette expérience est de tous les jours.

Le meilleur repas, au point de vue hygiénique, n'est pas celui que vous offre un ami, jaloux d'étaler en votre honneur l'opulence de sa table et les richesses de sa cave. Des lourdeurs de tête, un sentiment incommode de pléthore, un sommeil plein d'agitation, voilà en général ce que vaut un dîner d'ami : c'est payer cher un moment de plaisir. Le meilleur repas sera certainement le repas de la famille, celui qu'on prend journellement, qu'on digère avec facilité, et qui n'apporte ni obstacle au travail de l'estomac, ni trouble au repos de la nuit.

## PROPRETE DU CORPS.

Les ouvriers des champs, ainsi que les ouvriers d'usine attachent trop peu d'importance aux soins extérieurs du corps. Ces soins pourtant leur sont plus nécessaires qu'à tout autre. La poussière et la fumée que la sueur du travail fixe à la peau forment à la longue une couche épaisse qui change la physionomie et lui donne un aspect étrange. Il suffirait de faire chaque jour des lotions simples ou des lotions savonneuses pour rendre à l'épiderme sa couleur naturelle, et faire disparaître ces teintes bizarres sous lesquelles s'éteint l'expression quelquefois si intelligente de l'ouvrier.

Il semblerait vraiment que propreté du visage et travail d'usine fussent aux yeux de quelques-uns deux choses inconciliables. Il y a évidemment là un préjugé ridicule. C'est à ce préjugé, sans doute, qu'obéissent aussi ces jeunes apprentis tout fiers de pouvoir cacher sous un masque enfumé les nuances fraîches et roses de leur visage enfantin.

Les pieds ainsi que les mains, devront être tenus, en état de grande propreté. On voit survenir souvent des suppurations causées par la sécrétion sébacée qui se produit entre les doigts, chez ceux surtout qui sont sujets à transpirer des pieds. Cette sécrétion de matière âcre, en séjournant longtemps, corrode l'épiderme. Elle répand aussi une odeur des plus désagréables. Il y a là autre chose qu'une question d'hygiène; il y a aussi une question de décence et de bonne éducation.

L'oreille est un organe qui exige certains soins particuliers. Il se produit dans cet organe une sécrétion de matière épaisse et jaunâtre qu'on appelle *cérumen ;* cette matière, en séjournant longtemps peut donner naissance à un écoulement inflammatoire. Elle peut aussi nuire à la fonction de l'ouïe ; en durcissant elle obture le conduit auditif et amène quelquefois la surdité. On devra donc débarrasser souvent l'oreille de ces amas de matière nuisible.

Les lotions du corps sont utiles à tous les âges, mais elles sont indispensables dans le premier âge de la vie. On lavera chaque jour la tête de l'enfant, ses oreilles, ses mains, ses pieds, les plis de la peau. Dans les crêches, dans les salles d'asile, on pourvoiera à ces soins dans le cas où ils auraient été omis par celle qui doit en avoir naturellement la charge, par la mère.

L'instituteur et l'institutrice peuvent, s'ils le veulent fermement, habituer les parents à donner à leurs enfants les soins que nécessite la propreté du corps. Ils devront veiller à ce que leurs élèves ne se présentent jamais à l'école ou à la pension sans avoir une tenue convenable, des vêtements en bon état, du linge propre, la tête, le visage et les mains lavés, la chevelure nettoyée.

Je me trouvais un jour dans une cour de l'école communale de Soissons, dirigée par les Frères des écoles chrétiennes ; les enfants sortaient de classe pour aller prendre leur récréation. En voyant la bonne tenue de ces enfants, leurs cheveux bien brossés et lissés, leur mains blanches et leur figure propre, je ne pûs que féliciter le Directeur sur la surveillance active qu'il exerçait à l'endroit des soins extérieurs du corps. « Lorsqu'il m'arrive, me dit ce Directeur, un enfant en état de malpropreté, je le renvoie à sa mère pour qu'elle l'approprie. Si le fait se présente une seconde fois je fais venir la mère et lui signifie que je ne recevrai plus son enfant s'il n'est pas mieux soigné. Ces menaces réussissent presque toujours. » C'est la propreté rendue obligatoire.

Cet exemple est bon à signaler à ceux qui sont appelés à diriger les enfants. La propreté, si utile à la santé, s'apprend par l'habitude : cette habitude, si on la contracte dans l'enfance ne s'effacera plus; elle s'incrustera en nous, elle fera partie inhérente de notre être. C'est ainsi qu'avec de la vigilance et de la volonté on parviendra à inoculer dans la classe ouvrière et chez les habitants des campagnes le goût de la propreté.

## Soins de la bouche.

Pour bien digérer il faut que les aliments aient subi une trituration suffisante. Les dents sont les agents chargés de cette fonction. Il importe donc que ces organes soient constamment en bon état. On fera tout pour les préserver de ces caries rongeantes qui ont le double inconvénient de nuire à une fonction des plus essentielles et d'enlever à la figure humaine un de ses beaux ornements.

En donnant à ses dents des soins convenables on empêchera l'accumulation de ces couches de tartre qui finissent par faire corps avec ces petits os, détruisent leur émail, et entament la substance dentaire, malgré sa dureté.

Les soins à donner aux dents sont des plus simples : il suffit de faire chaque jour des frictions avec une brosse imprégnée d'eau, soit seule, soit additionnée de quelques gouttes d'eau de Botot ou autre substance analogue. Ces frictions préviendront les caries, les abcès dentaires et tout ce cortège de douleurs névralgiques résultant d'un mauvais état de la bouche.

Il est essentiel qu'après chaque repas on débarrasse les espaces interdentaires des substances qui auraient pu s'y loger. Ces substances, en séjournant, se décomposent, se putréfient même si surtout elles se sont introduites dans le creux d'une dent gâtée. C'est là une cause fréquente de mauvaise haleine. Dans ce dernier cas il est nécessaire qu'après chaque repas on se lave la bouche avec de l'eau à laquelle on aura ajouté quelques gouttes d'une eau aromatique.

Il est des ouvriers sur les dents desquels il se forme un dépôt de substances susceptibles de provoquer de graves maladies, la mort quelquefois.

Celui qui travaille le *cuivre* le *plomb*, l'*étain*, le *mercure*, ainsi que le peintre qui broye le *blanc de céruse* (sel de plomb) sont exposés à contracter des coliques accompagnées toujours de douleurs affreuses. Ces malades portent ordinairement aux alvéoles des dents un liseré grisâtre qui n'est autre chose qu'un dépôt de ces divers métaux, ce qui constitue un danger permanent. Si on eut donné chaque jour à la bouche les soins qu'elle réclame on se serait opposé à la formation de ce dépôt dangereux.

Je conseille donc à tout le monde en général et aux ouvriers en particulier de veiller au bon entretien de leurs dents.

Les mains réclament aussi, non moins que les dents, de grands soins de propreté. Elles peuvent devenir, sans qu'on s'en doute, des instruments d'empoisonnement. De ces métaux dont je viens de parler et que manient journellement les ouvriers, il se détache des parcelles de poussière qui se fixent aux mains. Le pain que la main touche aux repas recueille ces parcelles de poison, et c'est ainsi que l'ouvrier qui néglige les soins de propreté peut s'inoculer le germe d'un empoisonnement toujours dangereux quand il n'est pas mortel.

Les ouvriers typographes, les peintres, les fondeurs en cuivre, les plombiers, les étameurs de glaces, devront, avant de se mettre à table, non-seulement se laver et se savonner les mains, mais bien encore se nettoyer les ongles avec une brosse, car les ongles aussi peuvent conserver des parcelles de substances toxiques.

## Soins de la tête. — Cosmétiques.

Il est un usage que pratiquent quelques personnes en vue de masquer aux regards d'autrui la vraie couleur de leurs cheveux ou de leur barbe. Ces espèces de masticages ne sont pas toujours exempts de danger.

On a vu des désordres graves survenir chez ceux qui, pour se teindre les cheveux, avaient eu recours à de pommades contenant certaines substances métalliques.

Voici en quels termes mordants Rostan flagèlle cette manie de teintures, un peu délaissée de nos jours, et qui faisait les délices de nos ancêtres: « Supposez, dit-il dans son Cours d'hygiène, qu'un sauvage débarque parmi nous et voie un vieux diplomate se faire ainsi mastiquer la tête, que pensez-vous que dira ce sauvage dans son bon sens naturel? N'aura-t-il pas raison de s'imaginer que lui seul est l'être raisonnable, et que notre diplomate pourrait bien n'être qu'un Huron risible? »

Le cuir chevelu est le siége d'une transpiration continuelle qui en séchant se prend en écailles furfuracées. Ces écailles, si elles restaient attachées à la peau, pourraient arrêter la transpiration; il est donc important qu'on s'en débarrasse soit à l'aide de la brosse, soit par des lotions d'eau quotidiennes.

Les pommades, les teintures et autres cosmétiques étalés sur le cuir chevelu retiennent ces écailles prisonnières et s'opposent, non sans préjudice pour la santé, au fonctionnement régulier de la surface épidermique. Ajoutons que ces pommades en rancissant répandent une odeur qui ne ressemble en rien à leur parfum de la première heure.

Il existe, parmi certaines mères de familles un préjugé qui fait qu'on respecte ces croûtes grisâtres qu'on voit si souvent sur la tête de l'enfant. Ces croûtes sont le résultat de la malpropreté. Il faut donc, soit avec l'eau, soit à l'aide de la brosse, débarrasser la tête de ces productions malsaines qui, en s'élargissant, finissent par envahir quelquefois tout le visage.

Les fards dont on fait quelque usage dans le monde, et dont on abuse beaucoup trop au théâtre, sont des composés dans lesquels entrent le mercure, le plomb ou le zinc. Quelques-uns de ces fards sont de vrais poisons qui, s'ils ne causent pas de désordre à l'intérieur, attaquent désagréablement la peau en la flétrissant et en la couvrant de rides précoces : résultat qui n'est pas tout-à-fait celui qu'en attendent ceux ou celles qui en font usage.

Le maquillage, les teintures de la barbe, des sourcils ou des cheveux, — moyens trompeurs qui ne trompent personne, — sont énergiquement condamnés par l'hygiène. Les seuls cosmétiques qui aient trouvé grâce devant la science sont les cosmétiques huileux aromatisés, ainsi que les savons légèrement alcalins ; lesquels donnent de la souplesse à la peau et la débarrassent de ses impuretés.

L'habitude d'avoir la tête nue est une habitude bonne à contracter. Elle éloigne les céphalalgies, les congestions cérébrales, et elle conserve les cheveux. Ce n'est pas seulement le jour que la tête doit être nue, il est bon qu'elle le soit aussi la nuit. Celui dont le cuir chevelu s'est habitué de bonne heure au contact du froid, sera moins exposé que tout autre à contracter des rhumes. Les coiffures de nuit trop épaisses doivent être rejetées comme nuisibles à la santé, aussi bien chez l'enfant que chez l'adulte.

Les dames du monde sont, on peut dire constamment, tête nue; car qu'est-ce que ces résilles qui retiennent leurs cheveux, ou ces quelques dentelles qui leur servent de coiffure?

## Des Bains.

Les bains ont été conseillés à toutes les époques et chez tous les peuples. Les Grecs, mais surtout les Romains, les avaient en grande estime. Ils sont devenus chez les Musulmans une cérémonie du culte religieux.

Ce moyen de propreté qui embrasse toutes les parties du corps, est complètement négligé dans les campagnes, dans celles surtout qui ne sont pas voisines de quelque cours d'eau. Ce n'est que dans les grandes villes, sur le bord de la mer ou près des rivières, qu'on voit l'ouvrier se livrer à l'usage des bains.

Cette négligence produit quelquefois des effets fâcheux. La malpropreté engendre sur la peau certaines maladies dartreuses qui, tout en prenant leur source à une cause interne, sont fortement aggravées par l'oubli des moyens hygiéniques externes.

Le besoin des bains de propreté se fera d'autant plus sentir que la transpiration du corps aura été plus grande, parceque plus grande est la quantité de ces écaillesque la sueur en séchant fixe à la peau.

Le bain de rivière, quand il est convenablement pris, peut devenir un moyen puissant de force. La natation provoque un ensemble de mouvements musculaires des plus énergiques. Les articulations s'assouplissent; la chaleur s'accroît par la réaction qui s'établit; les membres s'enforcissent, et il en résulte pour l'économie un bien-être général.

Il est des précautions à prendre cependant pour que le bain de rivière ne devienne pas nuisible à la santé. On devra ne se mettre à l'eau qu'après cessation de tout travail sudorifique à la peau.

Quelques personnes éprouvent, quand elles entrent dans l'eau, des suffocations et des spasmes; ces symptômes sont désignés sous le nom de *spasmes gastriques*. On atténue l'intensité de ce spasme en projetant de l'eau avec la main sur la poitrine, l'estomac et le ventre, pour habituer ces parties au contact plus ou moins froid du liquide du bain. Si, malgré ces précautions, le spasme continuait, s'il se compliquait de frisson et de tremblement général, on devrait sortir de l'eau.

On ne doit pas rester immobile dans un bain froid; il faut, même quand on ne nage pas, que les membres soient constamment en mouvement. La durée d'un bain ne saurait être déterminée d'une manière précise. Quinze à vingt minutes suffisent ordinairement. Le nageur pourra y rester beaucoup plus de temps.

Il est indispensable que tout travail de digestion ait cessé lorsqu'on prend un bain froid. On devra laisser s'écouler deux heures au moins entre le repas et le bain. Combien d'accidents, combien de morts, pour avoir négligé ce précepte élémentaire de l'hygiène!

## De la gymnastique.

Après avoir envisagé le travail comme élément de santé il convient de passer à l'étude de la *gymnastique* qui est, elle aussi, un travail, travail des muscles et des articulations. La *gymnastique* consiste en une série de mouvements musculaires propres à développer les forces et à rendre l'homme souple et vigoureux.

On peut dire que tous les mouvements exécutés par l'ouvrier dans l'atelier ont leur place dans le programme des exercices gymnastiques; avec cette différence qu'à l'atelier ces mouvements n'ont rien de régulier, et qu'ils dépendent des exigences de la matière ouvrable, tandis qu'au gymnase ils sont coordonnés et soumis à des règles précises. Les exercices de l'atelier sont variables à l'infini, ceux du gymnase sont rythmés et cadencés.

Les uns comme les autres convergent vers un même but, la conservation et l'amélioration de la santé.

La *gymnastique* n'est pas un art moderne, elle date des Grecs. Le gymnase grec toutefois avait une organisation autre que notre gymnase moderne. Outre les exercices du corps on y enseignait encore les exercices de l''intelligence. On allait au gymnase non pas seulement pour y voir des hommes habiles aux jeux du pugilat, du saut et de la course, mais aussi pour assister aux luttes oratoires que se livraient entr'eux les maîtres dans l'art de bien dire.

Les *jeux olympiques* n'étaient autre chose que des exercices de gymnase. Ces jeux plaisaient au peuple; et de tous les points de la Grèce on s'y rendait pour applaudir à ces athlètes personnifiant la souplesse du corps, et à ces autres athlètes personnifiant le génie des lettres et de la poésie.

Ces grandes réunions présentaient d'immenses avantages aux poètes, aux écrivains, aux artistes qui en profitaient pour faire connaître leurs œuvres. Hérodote, dit-on, lut dans l'un des *jeux olympiques*, sa grande Histoire devant la Grèce assemblée.

Les Romains, qui empruntaient souvent aux peuples qu'ils conquéraient leurs usages et leurs mœurs, ont apporté chez eux la *gymnastique* des Grecs. Mais ils n'en ont gardé que le côté matériel, celui qui a pour but de développer les forces physiques. La partie intellectuelle ne pouvait s'acclimater que difficilement chez une nation qui ne devait ses brillants triomphes qu'à la puissance de la force matérielle.

Le gymnase romain n'avait donc pas d'autre but que de former des athlètes pour amuser le peuple, et pour procurer à Rome quelque nouveau sujet de s'enorgueillir dans la personne de ses gladiateurs. Les nations, à cette époque, faisaient grand cas de leurs athlètes ; et en de certaines circonstances le sort des peuples fut confié aux seuls bras de quelques guerriers herculéens luttant contre un nombre égal d'ennemis.

La France, au moyen-âge, a eu aussi ses gymnases. Les jeux du *Tournoi* nous viennent directement des jeux du *Cirque*. Mais à la matérialité de ces jeux se mêlait toujours un parfum exquis de sentiments nobles et élevés. L'amour pour son *Dieu*, l'amour pour sa *Dame*, l'amour pour son *Roi*, tel était, en général, le mobile qui animait ceux qui descendaient dans un *Tournoi*. La noblesse seule avait ce privilége. Cette noblesse, disons-le à son éloge, a su, pendant toute l'époque de la *Chevalerie*, imprimer à la France, par sa vaillance et sa courtoisie, un cachet de gloire incontesté.

Dans quelques pays la lutte des intelligences accompagnait celle du corps; et aujourd'hui encore on voit en de certaines villes, à Toulouse, par exemple, on voit subsister l'usage de ces concours de poésie où l'on donne la *Rose* au plus méritant : écho bien affaibli des fameux *jeux olympiques* de l'antique Grèce.

La poudre à canon a changé la tactique des guerres. La force physique a vu s'éteindre son prestige. On ne se bat plus corps à corps comme au temps des croisades, on tue son ennemi sans le voir ; et un bon pointeur est plus utile aujourd'hui que tous les athlètes du monde.

Le gymnase moderne est donc appelé à d'autres destinées que le gymnase ancien. Il est devenu dans nos mains un moyen de faire, non des hercules, mais bien des hommes souples et robustes. La *gymnastique*, en un mot, s'est faite hygiène.

S'il est des professions qui exigent une grande dépense de forces, il en est d'autres qui imposent à l'homme une immobilité permanente. Les premières fortifient le corps, les autres l'atrophient. Voyez ce forgeron aux larges épaules frappant l'enclume du matin au soir, ses muscles se sont développés d'une manière extraordinaire par le fait seul de ce travail, et les fatigues qu'il endure, excessives pour tant d'autres, ne sont qu'un jeu pour lui. Voilà ce que produit l'habitude du mouvement.

Voyez, d'autre part, ce tailleur immobile sur son établi, il travaille, lui aussi, du matin au soir et il se fatigue, mais sans profit aucun pour le développement de son corps.

Il y a deux genres de fatigues, l'une causée par excès d'exercice, l'autre par manque de ce même exercice.

La fatigue par excès d'exercice est salutaire, et elle se répare vite. Le sommeil l'efface complètement.

La fatigue causée par l'immobilité disparaît bien mieux par le mouvement que par le repos ; aussi les victimes de ce genre de fatigue éprouvent-elles le besoin de demander à des exercices corporels, à la marche, à la promenade, un délassement que le repos s'obstine à leur refuser. C'est dans ces conditions que la *gymnastique* est appelée à rendre de grands services.

Le laboureur acquerra de la force par son travail, mais ses mouvements resteront lents et empreints d'une certaine lourdeur. La *gymnastique* pourra corriger ces défauts inhérents en général aux habitants des campagnes. Il n'est pas difficile de reconnaître parmi eux ceux qui ont fait un congé dans le service militaire; leur marche est plus vive, leurs mouvements plus prompts, leur maintien plus correct. On devine qu'ils ont passé sous les fouches-caudines du *trapèze*, de la *danse*, de l'*escrime*.

On voit se fonder en ce moment un certain nombre de gymnases; mais ces établissements n'ont lieu que dans les grandes villes, là où se trouve un nombre suffisant de jeunes gens pour fréquenter ces lieux d'exercice. Il ne faut pas se laisser aller à trop d'illusions et s'imaginer qu'on pourrait ouvrir des gymnases dans tous les pays, dans tous les villages.

Le gouvernement, par un décret du 3 février 1869, a bien voulu étendre jusqu'aux écoles primaires les bienfaits de la gymnastique, mais jusqu'à présent il n'a obtenu que des résultats négatifs.

A défaut de trapèzes, d'échelles, d'agrès de toutes sortes, il est une *gymnastique* dite de *mouvement* qu'on peut faire dans sa chambre et « à laquelle suffit l'étroit espace des préaux couverts ou découverts des écoles. » *(Circulaire du 8 juin 1872)*. C'est celle-là seule qu'on pourra établir avec le temps dans les écoles rurales.

En attendant, ceux qui dirigent ces écoles devront inculquer à leurs élèves le goût des jeux de leur âge. La *marche*, le *saut*, la *course*, sont des exercices de *gymnastique* de la plus haute importance; ils ont un triple avantage : ils développent les forces, ils sont exempts de dangers, ils plaisent au jeune âge.

Il est des jeux qui tiennent plutôt de l'adresse que de la force, c'est le *palet*, le *galet*, l'*arc*, les *quilles*, le *crockett*; d'autres qui tiennent de la force autant que de l'adresse, la *paume*, la *balle*, le *ballon*, le *cerceau*. la *corde*, la *mérelle*. C'est à l'aide de ces jeux faciles qu'on opérera une transformation dans les habitudes de nos populations rurales. Si de bonne heure on acquiert la souplesse des membres, la précision et l'harmonie des mouvements, on conserve ces qualités qu'on utilise dans ses travaux et qui modifient profondément le maintien et l'aspect extérieur de l'homme.

Il y a donc là une mine précieuse à exploiter au point de vue de l'amélioration de l'espèce humaine. Que les instituteurs et institutrices veillent donc : et qu'ils s'attachent à entretenir chez les enfants qu'ils dirigent l'amour des jeux. Qu'ils luttent surtout avec énergie contre cette tendance qu'on observe généralement dans les pensions et qui fait qu'on s'éloigne des jeux bruyants parce qu'on est dans les *grands*, ou parce qu'une jeune personne, ayant atteint ses quatorze ou quinze ans, dédaignera de fréquenter les *petites*. Le rhétoricien du lycée joue peu ; le philosophe, encore moins ; l'élève de Spéciales, pas du tout.

A ces exercices violents qui fortifient, on préfère les occupations tranquilles qui étiolent. On donne beaucoup à l'esprit, peu au corps. L'intelligence peut-être s'enrichira, mais la santé certainement s'appauvrira : et cet appauvrissement, qui aura commencé à la pension, ne fera que continuer et s'aggraver au sein de la famille, là où l'occasion des jeux hygiéniques fait généralement défaut.

## DU VÊTEMENT.

Les substances qui entrent dans la confection de nos vêtements sont des substances animales et des substances végétales. Les premières sont la laine, la soie, le poil, le crin ; les secondes sont le coton, le chanvre, le lin, la paille.

Chez les populations civilisées, et sous quelque latitude qu'on se trouve, l'homme porte des vêtements. La nudité ne se rencontre qu'au sein des peuplades sauvages et dans les régions équatoriales.

Les vêtements ont pour but ou de nous préserver du froid ou de nous rendre moins lourd le poids de la chaleur. La matière première, le mode de fabrication et la couleur du tissu sont autant de circonstances qui rendent le vêtement propre à tel ou tel but. S'il est avéré qu'un vêtement de laine est apte à garantir du froid, il est reconnu aussi que ce vêtement, s'il est de couleur blanche, sera plus chaud que s'il était de couleur noire. Un tissu à trame lache et poreuse sera aussi plus chaud que ce même tissu à mailles serrées.

Les étoffes sont plus ou moins bonnes conductrices du calorique; et c'est cette différence de conductibilité qui constitue les différences de calorification. La couleur noire absorbe le calorique, et l'étoffe qui est de cette couleur se laissera pénétrer facilement par lui. La couleur blanche, au contraire, le réflète et le renvoie à son point de départ.

Le corps de l'homme, pendant l'hiver, ayant intérêt à perdre le moins possible de son calorique, se trouvera mieux abrité par un vêtement blanc. Si le linge que nous portons était noir, il nous soutirerait plus de calorique et nous aurions moins chaud.

Pendant l'été, nous avons à nous garantir surtout contre la chaleur du soleil. Ici le vêtement blanc sera encore le vêtement préférable parce qu'il renverra par rayonnement cette chaleur dont nous n'avons que faire.

Un vêtement léger peut être très-chaud; le caoutchouc en est une preuve. Toute la chaleur qui s'échappe du corps retourne au corps, renvoyée qu'elle est par l'action réflexe de ce tissu imperméable.

Le vêtement a toujours occupé une place importante dans la science hygiénique; tous les auteurs ont consacré à cette matière des chapitres intéressants. Mais je me hâte d'ajouter que jamais la voix de la science n'a été moins écoutée.

Il est une moitié du genre humain surtout qui n'entend pas plaisanterie sur ce chapitre là, et qui prétend, en ce qui concerne sa toilette, aller chercher ses inspirations ailleurs qu'aux sources de la science et de la raison. La *mode*, voilà sa conseillère.

Est-il un culte qui ait jamais compté des adorateurs aussi nombreux et aussi fervents que cette divinité là? Ses décrets, quelque tyranniques, quelque ridicules qu'ils soient, sont acceptés sans contrôle. On lui sacrifie son libre arbitre, son jugement et son propre goût. Attelé à son char, on la suit servilement jusque dans ses écarts les plus excentriques.

Le médecin qui voudrait examiner au point de vue de l'hygiène tous les vêtements éphémères que les femmes consacrent à leur usage perdrait à cette tâche et son temps et ses peines, car avant d'avoir ébauché son travail, le vêtement qu'il voudrait étudier serait déjà démodé. Ce que la capricieuse déesse enfante passe vite ; c'est, dit-on, ce qui en fait le charme. L'hygiéniste se voit donc condamné à assister tacitement au défilé de ces milles productions que chaque saison voit éclore.

De ces vêtements il en est un cependant que j'arrête au passage pour le signaler à l'animadversion publique, le *corset*.

## Le Corset.

Le *corset* est un fléau pour l'humanité. Que de constitutions étiolées par l'usage de ce vêtement, que d'appauvrissements de sang, que de palpitations de cœur, que de gastralgies, que de déviations de la taille ! Il ne faut pas être très-versé dans la science physiologique pour comprendre combien doit être pernicieux à la santé cet instrument de baleine et d'acier dont l'objet est de comprimer les principaux organes du corps, poumons, cœur, estomac, intestins.

Par lui les grandes fonctions sont entravées. La poitrine se dilate péniblement; de là absortion insuffisante d'air, cet élément si nécessaire à la vie ; le cœur vient se heurter douloureusement contre les parois affaissées de la cage thoracique; l'estomac trop à l'étroit élabore mal les aliments qu'il reçoit ; d'où alanguissement général et trouble profond dans l'économie.

Ces faits tous les médecins les ont constatés, aussi se sont-ils tous ligués contre cet implacable ennemi de la santé. Mais le *corset* s'est joué de leurs efforts. Cette forteresse, si difficile à enlever, compte derrière ses murailles des légions de défenseurs combattant avec énergie *pro domô suâ.* Le sexe faible est devenu le sexe fort.

Je viens de parler de déviations de la taille : ces déviations, que l'art de la couturière sait si bien dérober aux regards, sont plus fréquentes qu'on ne le croirait. A quoi cela tient-il? A l'usage du corset.

Les jeunes gens ne portent pas de corsets, aussi présentent-ils moins de déformations du corps que les femmes.

La jeune fille, appuyée sur son busc se tiendra généralement le corps droit ; mais si ce soutien auquel elle s'esthabituée lui fait défaut, son corps peu à peu s'inclinera en avant ; de là commencement d'incurvation de la colonne vertébrale; voilà où conduit une habitude vicieuse.

Pour que la femme puisse se tenir droite par la seule force de ses muscles, il faut que ces muscles aient conservé intacte leur puissance contractile. L'usage du busc énerve cette puissance de contractilité, il atrophie les fibres musculaires, les rend molles et paresseuses.

Laissons notre corps grandir et croître à son aise.

Ne mettons point d'entrave au travail de son développement ; ce travail se fait d'après des lois déterminées, et il tend toujours à donner aux formes leur type normal sous l'égide et la direction intelligente d'une force occulte. Si par une cause quelconque ce travail s'éloignait de sa ligne naturelle le corset ne pourrait que devenir plus nuisible encore en s'opposant à tout redressement ultérieur.

C'est à la pension que prennent ordinairement naissance ces déviations du buste. La jeune fille qui est serrée dans son corset, et qui, accoudée sur son pupitre, soutient d'une main sa tête inclinée, respirera très-irrégulièrement. L'ampliation horizontale de la poitrine se faisant mal, elle respirera en élevant dans un sens oblique l'épaule supérieure. Cette respiration défectueuse finira par donner à cette épaule une saillie plus prononcée. Les institutrices auront donc mission de veiller à ce que leurs élèves ne conservent pas toujours la même attitude pendant leur travail, et à ce qu'elles ne soient gênées dans leurs mouvements par aucun de leurs vêtements.

Pour ce qui est des vêtements de l'homme on peut dire en général que tous ils gênent plus ou moins l'ouvrier dans l'œuvre de son travail. Aussi s'empresse-t-on d'alléger le plus qu'on peut le poids de ses vêtements quand on entre à l'atelier.

## La blouse.

Le moins incommode de ces vêtements est cercertainement la blouse, vêtement antique qu'ont porté nos ancêtres les Gaulois ; et qui est devenu celui de l'ouvrier dans toutes les contrées de la France. Avec ce vêtement les mouvements sont libres, aucune partie du corps n'est serrée, aucun frottement incommode n'a lieu.

## La Chemise.

Je ne parlerai de la chemise que pour signaler les inconvénients d'une constriction trop forte du cou au point de vue de la santé. Nos pères attachaient le col de leur chemise avec des cordons, et ils pouvaient à leur gré le serrer et le desserrer. Aujourd'hui on l'attache avec un bouton ; l'ampleur de ce col est donc invariable. Que l'homme prenne de l'embonpoint, que le cou augmente de volume, ce bouton fixe est toujours là, ne se prêtant à aucun élargissement possible.

Il résulte de cet état de choses une action directe sur les veines jugulaires, une rougeur pléthorique de la face et un obstacle au cours régulier du sang, ce qui peut amener des complications fâcheuses.

Mieux vaut une encolure trop large, qu'une encolure étroite.

La compression du cou est plus à redouter la nuit que le jour parce qu'on n'a pas conscience de ce qui se passe et que le sommeil n'en est nullement troublé. Par suite des mouvements si variés du corps chez l'homme endormi, la chemise peut se trouver fortement tendue. Le col seul résistant à cette tension, il se produira une compression qui peut provoquer un côma, des congestious et même la rupture de quelques vaisseaux du cerveau.

Ne nous laissons donc jamais aller au sommeil sans avoir déboutonné le col de notre chemise.

Dans les pensions de jeunes gens il serait utile que cette recommandation fût faite d'une manière générale ; il serait utile aussi qu'une surveillance active s'assurât de l'exécution de cette mesure hygiénique et qu'elle suppléât même aux omissions qui auraient pu être commises.

## Le Pantalon.

Le pantalon devra être assez large pour n'apporter aucun obstacle aux mouvements de flexion des reins ou des genoux. Il n'exercera de compression qu'au-dessus de la hanche. La saillie de cette hanche servira à le maintenir en place.

Le pantalon collant est le vêtement le plus incommode qu'on puisse imaginer. Plus de liberté possible dans les mouvements avec ce vêtement ; à peine a-t-on le droit de s'asseoir, et encore est-on privé, dans cette position assise, de plier à son gré les genoux. Celui qui s'affuble par goût pour la mode d'un vêtement aussi peu rationnel est plus à plaindre qu'à envier.

## Les Bretelles.

Les bretelles, appendices ordinaires du pantalon, gênent le mouvement de flexion du corps. Elles fatiguent les épaules en leur imposant un poids que rendent de plus en plus lourd les mouvements continuels du bras. Les bretelles seront d'autant moins gênantes qu'elles présenteront plus de souplesse et d'élasticité. L'ouvrier se débarrassera pendant son travail de ces objets qui ne peuvent être qu'une gêne et une incommodité.

## La Cravate.

Avant 1660, la cravate n'était pas connue en France. Elle est encore inusitée chez un grand nombre de peuples.

Dans le XVIIe siècle des Croates vinrent en France ; ils portaient autour du cou des bandelettes d'étoffes fines ou de soie. Ils implantèrent cet usage chez nous : et on donna à ce vêtement le nom même de ce peuple, on l'appela *croate* et par corruption *cravate*.

Ceux d'entre nous dont la jeunesse date d'autrefois ont vu la cravate subir bien des transformations ; tour à tour étroite et large, molle et dure, elle a revêtu mille formes diverses.

On a porté longtemps des cravates-cols de 8 à 10 centimètres de hauteur, garnies de carcasses de carton, de crin, de baleine, etc. Ces cravates provoquaient une rougeur pléthorique de la face et du cou. Cet effet était dû à une compression des veines jugulaires.

Cette compression pouvait même amener des congestions sanguines vers le cerveau et des apoplexies.

Un des nombreux inconvénients de la cravate, surtout lorsqu'elle est épaisse, est de maintenir le cou dans un état constant de moiteur ; il en résulte un refroidissement lorsqu'on retire cette cravate.

Un régiment d'infanterie, au rapport de Percy, voyageait par un temps chaud et orageux. Le colonel permit d'ôter le col ; on entrait dans une gorge des Vosges, ouverte au vent du nord-ouest ; le lendemain il fallut envoyer à l'hôpital soixante-treize hommes la plupart atteints d'angine inflammatoire; les jours suivants on en envoya trois cents autres.

L'habitant des campagnes et les ouvriers en général ne portent pas de cravate ; et ils ont raison.

La mode a réduit singulièrement les dimensions de ce vêtement qui égalent à peine aujourd'hui la largeur d'un mince ruban. C'est un progrès heureux; et les jeunes gens semblent avoir compris que la constriction du cou nuit à la liberté des mouvements de la tête sans rien ajouter à l'élégance de l'individu. Encore un effort, et la cravate aura complètement disparu sous ces faux-cols rabattus en vogue en ce moment qui laissent le cou entièrement libre et qui rappellent assez, par leur forme, les cols que portaient les jeunes seigneurs du temps de Louis XIII.

## La Chaussure.

La chaussure présente de grandes différences selon qu'on l'observe à la ville ou dans les campagnes.

A la ville on porte des chaussures qui semblent n'avoir été inventées que pour apporter des obstacles à la marche. Il semblerait qu'on jalousât le supplice des Chinoises qui, à force de compression, réduisent leur pied à des proportions ridiculement petites. Une chaussure ne serait pas acceptée à la ville si elle n'était pas excessivement étroite et si elle ne perchait pas sur des talons démesurément élevés. Que résulte-t-il de ce fait ? Le pied se déforme. Les doigts ne se trouvent plus à leur place pour poser contre le sol et remplir leur office dans l'acte de la marche; ils sont pliés sur eux-mêmes et se recouvrent les uns les autres. Le gros doigt porte lui seul tout le fardeau.

La chaussure étroite produit encore d'autres inconvénients; les cors, les œils de perdrix, les durillons de toute sorte sont le résultat d'une compression prolongée de la chaussure. Une autre maladie, bien plus grave encore, l'*ongle incarné*, naît de la même cause. Les ongles des gros orteils fortement comprimés finissent par user les chairs et s'y établir définitivement en provoquant des douleurs intolérables.

Les hauts talons placent le pied sur un plan incliné ; ce pied glisse continuellement et c'est le gros doigt, seul et non plus tout le pied, qui supporte le poids du corps. De là une gêne excessive dans la marche.

Les souliers de l'homme devront avoir des talons peu élevés afin que toute la surface de la plante du pied prenne sa part dans l'exercice fatiguant de la locomotion.

Parmi les chaussures en cuir on distingue la botte et le soulier. Ce dernier présente de notables avantages sur l'autre, au point de vue de l'agilité des mouvements. Voyez la morche d'un de nos soldats de la ligne et comparez-la à celle d'un soldat de la grosse cavalerie ; qu'elle différence entre ces deux hommes !

La question de la chaussure pour notre armée d'infanterie n'est pas encore résolue; on ne sait auquel de la botte ou du soulier on donnera la préférence.

## Le Sabot.

La chaussure dans les campagnes est ordinairement le *sabot*. Si cette chaussure est celle qui prend le moins l'humidité elle est aussi la moins commode pour la marche et surtout pour la course. J'ai constaté souvent des durillons par suite de l'usage des sabots. Souvent aussi les brides de ces sabots déterminent, par leurs frottements, des plaies sur les coude-pieds.

Ces gros sabots sans brides qu'on porte dans beaucoup de pays sont d'un poids des plus fatiguants. Ils impriment à ceux qui en font usage un cachet de lenteur dont on a peine à se déshabituer, et qui déteint en général sur tous les mouvements du corps. L'ouvrier qui a l'habitude de porter de ces gros sabots est loin de présenter les allures agiles et l'activité au travail qu'on observe chez celui qui fait usage de souliers.

## DE L'HABITATION.

En voyant de quelle manière sont construites la plupart des maisons dans les campagnes, on constate que les notions les plus élémentaires de l'hygiène faisaient complétement défaut chez ceux qui ont présidé à ces constructions. C'est là un fait très-regrettable au point de vue de la santé publique.

Une maison sans voûte de cave, bâtie sur un sol humide, orientée vers le nord, ne présentant à l'accès de l'air que des ouvertures basses et étroites, est toujours une maison insalubre. Combien de constructions offrent ces dispositions vicieuses qui eussent pu être évitées si l'architecte, si le simple maçon ou le propriétaire lui-même avaient été moins ignorants des éléments de l'hygiène!

Si l'on pénètre dans l'intérieur de cette habitation, on voit un plancher en terre imprégné d'humidité; le plancher supérieur n'a qu'une hauteur insuffisante; les murs sont couverts de moisissures vertes, entretenues par la terre d'un jardin qui est en contre-haut; des alcôves étroites, des cabinets obscurs reçoivent les couchures des enfants.

Non loin de la porte d'entrée se trouve au dehors un tas de fumier sur lequel on jette les immondices du ménage; et les vents qui règnent dans la contrée portent aux habitants de cette maison les émanations les plus malsaines.

Le sol de la cour est disposé de telle manière que les eaux pluviales font irruption dans cette habitation.

Tel est le profil d'un grand nombre de maisons dans nos hameaux et nos campagnes.

Ces constructions établies dans de telles conditions serviront d'abris à plusieurs générations; c'est dire qu'elles frapperont d'étiolement les plus forts et deviendront un tombeau pour les plus faibles.

Je ne m'appuierai pas sur d'autres faits pour établir combien il est nécessaire que l'hygiène devienne la science de tous, combien il importe que le simple habitant du hameau ne reste pas étranger à des notions qui lui sont si utiles et dont il peut faire un si profitable usage.

## Chambre à coucher.

Etudions la chambre à coucher au point de vue de l'hygiène.

La meilleure exposition est celle du levant. En ouvrant, dès le matin, les fenêtres de cette chambre, on donne accès aux premiers rayons du soleil qui dissipent et chassent les miasmes accumulés pendant la nuit autour de notre couche.

Deux fenêtres se faisant face permettront d'opérer une ventilation plus complète; plus promptement aussi se fera l'assainissement de l'appartement.

Une chambre au premier étage est toujours plus saine qu'une chambre au rez-de-chaussée. Celle-ci sera moins insalubre si elle pose sur une voûte de cave, et si le sous-sol, au lieu d'être argileux, est un sous-sol sablonneux, perméable par conséquent aux eaux pluviales et aux eaux ménagères.

On ne devra jamais placer un lit contre un mur sans que ce mur soit revêtu d'une boiserie suffisamment épaisse. Combien de douleurs sciatiques dues à cette cause !

## Du Chauffage.

Comment doit être chauffée une chambre d'habitation ? Tous les systèmes ont leurs avantages et leurs inconvénients.

Un poële, placé au milieu d'une pièce, chauffé au charbon de terre, et muni d'un tuyau parcourant une certaine partie de cette chambre, constitue le meilleur mode de chauffage au point de vue exclusif de la chaleur ; mais il n'est pas le plus salubre. Les gaz malsains dont cette chambre, le soir, se trouve remplie, n'ont pas d'issue et ils y séjournent au grand détriment des personnes qui l'habitent.

Une cheminée chauffée au bois laisse, il est vrai, une grande partie de son calorique improductif, mais en échange elle rend plus facile le renouvellement de l'air. Elle attire à elle l'air impur de la chambre lequel se renouvelle à l'aide des fissures des portes ou des fenêtres.

## Des qualités de l'air d'une chambre.

Beaucoup de familles d'ouvriers n'ont pour se loger qu'une seule chambre chauffée par un poële. Le soir, quelle sera la composition de l'air de cette chambre? Cet air contiendra trop peu d'oxygène et beaucoup trop d'acide carbonique; et c'est cet air vicié qui devra, pendant la nuit, pourvoir seul aux besoins respiratoires de toutes ces poitrines.

C'est là, messieurs, le côté le plus pernicieux de l'habitation de l'ouvrier. Cet air impur qu'on respire pendant près de douze heures, sans renouvellement, étiole les constitutions et donne à la peau cette teinte plombée qu'on observe chez ceux qui ont le sang appauvri.

Les qualités que l'air doit réunir pour être respirable ont été énumérées dans la conférence qui traite de la Nutrition, (page 96) : je veux vous parler des impuretés qui, le plus ordinairement, altèrent les les qualités de cet air, et vous indiquer en même temps les moyens de vous mettre en garde contre les dangers qui vous menacent.

Les gaz qui, le plus souvent, vicient l'air sont l'acide carbonique et le gaz hydrogène carboné; ce dernier gaz est le gaz d'éclairage, et il s'en trouve toujours une certaine quantité dans l'air d'une chambre chauffée au charbon de terre; il a une odeur particulière, et la sensation qu'il exerce sur l'organe de l'olfaction nous prévient ordinairement de sa présence.

Le gaz acide carbonique, lui, est d'autant plus dangereux qu'on le respire sans soupçonner qu'il existe. Il est, vous le savez, le produit de la combustion du charbon de bois, et il a pour propriété physiologique de déterminer promptement l'asphyxie : l'air qui en contient un dixième peut amener les plus fâcheux résultats.

Les fourneaux au charbon de bois présentent de grands dangers. On ne saurait donc être trop prudent quand on se sert de ces fourneaux pour la cuisine, pour les repassages ou tout autre usage domestique. Il faut, ou que ces fourneaux soient placés dans l'âtre d'une cheminée, ou qu'on donne un large accès à l'air extérieur.

L'encombrement produit aussi un excès d'acide carbonique. Cet acide carbonique, comme je l'ai déjà dit, s'échappe de la poitrine pendant l'expiration. Il en résulte que dans une chambre étroite, si peu qu'on soit nombreux, il se trouve, après un certain temps, une grande quantité de cet acide.

Il existe encore d'autres agents susceptibles de vicier l'air de nos habitations. Parmi ces agents il en est qui, sous des apparences séduisantes, cachent la plus noire perfidie.

Les fleurs sont de ce nombre. Qui se douterait que le parfum d'une rose peut devenir un poison dangereux? C'est pourtant un fait hors de doute. Si on se laisse aller au sommeil dans une chambre où se trouvent des fleurs odoriférantes on ne tardera pas à s'apercevoir que l'air de cette chambre contient des principes hétérogènes et insalubres. C'est encore de l'acide carbonique qui se trouve là en excès.

Les fruits vicient l'air autant que les fleurs; on a cité un cas de mort survenue chez un enfant par le fait seul de la présence de pommes de coings en grande quantité dans la chambre. On ne devra donc s'endormir jamais dans un appartement contenant des fleurs ou des fruits.

Ventiler la chambre qu'on habite est une nécessité ; et dussions-nous souffrir du froid nous tiendrons ouverte, pendant quelques instants, notre porte ou nos fenêtres, avant de nous livrer au sommeil, afin de laisser pénétrer cet air pur, cet air vivifiant qui, après avoir chassé les gaz insalubres de notre appartement, viendra rafraîchir nos poitrines si avides d'oxygène.

En Angleterre on fait plus que nous en France pour assainir les appartements. On commence à voir se propager l'usage de tenir, pendant la nuit, les fenêtres légèrement entr'ouvertes, afin d'assurer le renouvellement de l'air.

Ces fenêtres qui, dans ce pays, s'ouvrent de bas en haut en glissant dans des coulisses, se prêtent très-bien à ce genre d'assainissement.

Dans les dortoirs des pensions, dans les casernes, dans les prisons, partout, en un mot, où il y a encombrement, il devrait y avoir des vasistas pour le renouvellement permanent de l'air.

S'il m'était permis de vous parler d'un fait qui m'est personnel je vous dirais que depuis un grand nombre d'années, la fenêtre de ma chambre à coucher a été constamment tenue entr'ouverte la nuit, l'hiver aussi bien que l'été, à des degrés différents selon l'intensité du froid ou de la chaleur.

## De l'Alcôve.

L'*alcôve* est, en général, un lieu peu salubre. On ne met de lit dans ce lieu là que lorsque la nécessité y oblige. Il est des alcôves non fermées où l'air circule aussi librement que dans le reste de la chambre : de celles-là je n'en parle pas. Mais il en est d'autres qui sont closes par des portes, et où la lumière souvent ne pénètre pas. Ces alcôves sont on ne peut plus insalubres ; les émanations que renvoient les excrétions de toutes sortes y séjournent et y stagnent, corrompant l'air et rendant cet air dangereux. Que dans ce cas la porte reste constamment ouverte, aussi bien le jour que la nuit. Une ouverture pratiquée dans le mur, si petite qu'elle fût, suffirait pour améliorer ce réduit. Grâce à elle on pourrait établir une ventilation suffisante.

Les rideaux d'un lit doivent être considérés comme ornements et non comme chose utile. En aucun cas vous ne fermerez ces rideaux ; le froid lui-même ne saurait être une excuse. L'air ainsi emprisonné aurait perdu bien vite son oxygène, et l'on ne tarderait pas à se trouver dans une atmosphère chargée d'acide carbonique.

## Propreté des Habitations.

Donnez à vos habitations un aspect agréable, et que vos meubles, si simples qu'ils soient, brillent par leur propreté et leur bonne tenue.

Les parcelles de poussière que le balayage soulève et qui troublent l'air s'attachent à tout ce qui fait saillie dans votre chambre ; et vos meubles finiraient, si on n'y veillait pas, par devenir des dépôts de malpropreté.

Les plafonds, les parois des murs et même les rideaux de lit servent d'asile à certains insectes de la famille des *Arachnides fileuses*. Ces insectes possèdent l'art de tramer des tissus légers que l'artiste admirera peut-être comme des chefs-d'œuvre de texture, mais que vous vous attacherez avec un soin tout particulier à faire disparaître de vos habitations.

Ces toiles ne sont pas seulement une preuve de malpropreté, elles sont de plus une cause d'insalubrité. Elles retiennent les poussières, lesquelles en retombant vicient constamment l'air de la chambre.

On ne se doute pas de tous les éléments qu'on trouve dans les poussières d'appartements. Des molécules animales et végétales en décomposition sont mêlées, quelquefois en grande proportion, aux parcelles de sable et de terre qui voltigent sans cesse dans l'air.

Ces molécules entrent dans les poumons, se fixent sur la muqueuse humide de ces organes et deviennent nuisibles à la santé, soit à cause de leur quantité qui peut produire l'encombrement des bronches, soit à cause de leurs qualités toxiques qui peuvent empoisonner le sang et déterminer les plus grands désordres dans l'économie.

Ce sont les poussières qui, d'après les physiologistes, nous transmettent les maladies par contagion, choléra, dysenterie, rougeole, scarlatine, variole, etc. On devra donc chercher à échapper autant que possible à cet effet si nuisible des poussières. Là où les planchers ne sont pas frottés on devra, avant de balayer, répandre quelques gouttes d'eau qui retiendront prisonnières les poussières de la chambre ; et, après le balayage, l'époussette viendra compléter et parfaire l'œuvre d'assainissement.

Les tapisseries, les rideaux, certains papiers de tenture dits papiers *veloutés*, seront l'objet de soins particuliers. Quelques-uns de ces papiers veloutés contiennent des matières dangereuses, susceptibles de préjudicier gravement à la santé. Ce côté de l'industrie appelle toute la sollicitude du gouvernement.

## De la Literie.

La literie exige les soins les plus minutieux. Les miasmes qui, la nuit, s'échappent du corps de l'homme aussi bien à l'état de santé qu'à l'état de maladie, sont absorbés par les couvertures et par les matelas des couchures. Il est d'une bonne hygiène d'exposer de temps en temps ces objets à l'action directe de l'air et du soleil, afin de les assainir.

Dès que vous êtes levés, ouvrez largement votre lit et rejetez sur le pied de votre couchette vos couvertures et vos draps. Ainsi disparaîtra l'humidité dont ils pourraient se trouver imprégnés.

Il est des contrées, notamment dans l'ouest de la France, où l'on couche sur des lits de plume. C'est le luxe de ces pays ; et il n'est pas rare de trouver chez des personnes aisées deux lits de plume pour une seule couchette. Cet usage est mauvais ; rien ne retient autant que le duvet les émanations qui s'échappent du corps. Il est admis dans la science, qu'un lit de plume, ainsi que ces édredons dont l'usage est devenu si général, peuvent transmettre les maladies les plus pernicieuses.

Coucher sur des matelas est de beaucoup préférable ; surtout si le crin entre pour une large part dans la matière de ces matelas.

Le balle d'avoine, le varek, les feuilles de maïs sont des substances qu'on utilise aussi pour la confection des matelas ; ces substances sont très-hygiéniques.

L'oreiller de duvet présente des inconvénients qu'on ne reconnaît pas à l'oreiller de crin ou de balle d'avoine. Le plus grand de ces inconvénients est de tenir la tête chaude, et conséquemment de favoriser les congestions sanguines vers le cerveau. Les personnes pléthoriques surtout, se mettront en garde contre de tels dangers. Elles veilleront aussi à ce que leur tête soit toujours placée haut sur l'oreiller. Une horizontalité trop prononcée du corps est, dans quelques cas, chose nuisible.

## Embellissement des habitations.

Approprier sa maison ne suffit pas, il faut de plus l'orner et l'embellir. Ce n'est point une ornementation de luxe que je conseille. Ce qui est de meilleur goût, souvent c'est la simplicité.

Quelques gravures ou lithographies représentant une œuvre d'art, un fait de haute morale ou une page glorieuse de notre histoire, seront appendues aux murs de votre chambre dont elles feront un agréable ornement. Çà et là quelques vases où brilleront des fleurs fraîches coupées. Ces vases seront mis, le soir, hors de l'enceinte habitée.

Sur vos fenêtres seront placés quelques pots de jolies fleurs de saison. Des plantes grimpantes, encadreront ces fenêtres, et serviront à tamiser la lumière trop ardente du soleil d'été.

Vous ne laisserez point séjourner devant la porte de votre demeure les eaux ménagères. Si des inégalités de terrain les retenaient à l'état croupissant, vous vous hâteriez de niveler le sol afin de faire disparaître ces cloaques, qui sont toujours des causes d'insalubrité.

Trop souvent encore, dans les villages, on voit devant chaque maison des tas de fumier, servant de dépôt pour toutes les déjections. Cet usage est contraire aux prescriptions de l'hygiène. Il faut que ces dépôts soient placés toujours à une certaine distance de l'habitation.

Quelques carrés de fleurs ou d'arbustes seront placés non loin du seuil de votre demeure ; ils égaieron la vue et ils sémeront leurs parfums dans l'air que vous respirez.

Sur les murs extérieurs de votre maison vous entretiendrez une tapisserie de verdure, ornement qui cachera discrètement la vétusté de la pierre ou du chaume ; ces murs ainsi ornés donneront à votre habitation un attrait de plus.

Ne croyez pas, Messieurs, que ce soit chose indifférente d'habiter une maison qui plaît. Il y a là pour nous une source continuelle de jouissances que nous goûtons sans que nous nous en rendions bien compte. Si, à ce charme, vient s'ajouter l'attrait de la famille, si de jeunes enfants viennent animer de leurs frais sourires ces lieux où règnent l'ordre et la propreté, oh ! alors nous aimerons passionnément notre demeure si humble qu'elle soit ; et, rivés à cette demeure par les liens de l'amitié et de l'amour, nous échapperons à cette fiévreuse passion qui pousse les populations rurales vers les grandes cités, vers ces centres populeux où l'on trouve souvent, hélas ! au lieu du bonheur rêvé, les déceptions les plus amères.

Ces considérations ne sortent point du cadre de l'hygiène ; elles appartiennent à l'hygiène de l'âme. Or, il est constaté que les satisfactions et les jouissances de l'âme sont des éléments précieux pour la santé du corps.

## DE L'INSTITUTEUR, DE SON ROLE DANS L'ŒUVRE HYGIÉNIQUE.

Jusqu'à ces derniers temps, l'hygiène avait été considérée comme une propriété appartenant exclusivement au monde médical. Cette manière de comprendre l'hygiène n'était ni logique, ni rationnelle. Cette science doit être la science de tous, parce que tous nous avons un intérêt direct à la connaître, afin de pouvoir en faire sur nous une application utile. Cette application, elle est de tous les jours, de tous les instants.

L'hygiène entre dans toutes les opérations de notre vie. La mère, en donnant à son nouveau-né les mille petits soins dont elle l'entoure, fait de l'hygiène pratique. Cette chaleur tiède qu'elle entretient autour de son berceau, ces aliments qu'elle tâche d'approprier aux forces digestives de son estomac, ces ablutions, ces nettoyages minutieux et répétés du corps, tout cela c'est encore de l'hygiène.

Cette hygiène sera-t-elle toujours intelligemment appliquée ? Celle qui, le plus ordinairement, puise ses inspirations dans son cœur, donnera-t-elle toujours à son enfant les soins qui conviennent le mieux à sa constitution ? Il est permis d'en douter ; on peut affirmer même qu'un grand nombre d'enfants n'ont dû leur mort précoce qu'à l'ignorance, en matière hygiénique, de ceux qui les soignaient.

C'est la tradition de la famille, c'est l'instinct souvent qui sert de guide ; on fait ce qu'on a vu faire, et sans s'en douter on perpétue quelquefois des abus criants.

La connaissance de l'hygiène est donc indispensable à la mère qui élève son enfant, comme elle lui est indispensable pour elle même, indispensable pour chacun de nous en particulier.

Notre santé est sans cesse menacée par des ennemis cachés, qui n'attendent qu'une occasion pour l'attaquer et la détruire. C'est l'hygiène qui nous fera connaître leurs manœuvres et nous inspirera une défiance salutaire ; elle sera notre éclaireur, et, guidés par elle, nous pourrons traverser la vie sans trop d'accidents, et ainsi arriver à cette longévité d'un siècle que la providence, d'après Flourens, accorde à quiconque sait se maintenir dans les sages limites de la sobriété et dans les règles d'une saine philosophie.

Mais cette science qui a pour but d'harmoniser les actes fonctionnels de l'organisme, qui la propagera? qui la fera descendre jusqu'à ces classes deshéritées où règne ordinairement l'ignorance de toutes choses et où, par conséquent, se fait le plus sentir le besoin d'apprendre et de connaître ? Ce n'est point celui qui a fait de cette science une étude spéciale, le médecin. Le médecin n'a de rapport pour ainsi dire qu'avec ses malades ; et il ne s'agit pas ici de l'hygiène de l'homme à l'état de maladie, mais bien de l'homme à l'état de santé.

Nul, dans notre ordre d'instruction scolaire, n'est chargé de répandre parmi le peuple les notions de l'hygiène. C'est là une lacune regrettable qui, espérons-le, sera comblée un jour.

Ces notions si utiles, les classes ouvrières les iront puiser désormais à l'école communale, à cette école où l'on distribue à l'enfance les éléments des connaissances humaines, où l'on développe en elle les qualités de l'âme et du corps, où l'on répand la semence qui fait germer les vertus civiques.

C'est donc à l'Instituteur que devra incomber cette importante mission.

D'après une circulaire adressée aux Préfets, le 15 juin 1876, par M. Waddington, ministre de l'instruction publique, on est en droit d'espérer que nous touchons enfin à ce moment tant désiré où l'instruction primaire recevra une impulsion énergique.

Cette impulsion, si souvent et si vainement promise, répond à un besoin réel de notre époque. Il serait puéril de ne pas reconnaître que l'instruction primaire se trouve, en quelques pays, dans l'état le plus déplorable.

Nul n'ignore qu'il existe çà et là des populations rurales complètement étrangères aux notions les plus élémentaires, ayant grandi et s'éteignant sans avoir connu ni prononcé un mot de la langue mère. Quelques contrées de la Bretagne et d'autres provinces offrent des faits nombreux à l'appui de ce que j'avance.

C'est à se demander si dans ces régions arriérées il existe des écoles communales.

Si ces écoles existent, si elles sont fréquentées, quelle responsabilité pour ceux à qui l'Etat a imposé le devoir d'instruire la jeunesse !

Le niveau intellectuel d'une population rurale marque ordinairement la mesure du zèle ou de la capacité de celui qui lui donne l'instruction.

Si l'on veut que ces espérances de rénovation ne soient pas un vain mot, si l'on est fermement décidé à donner aux écoles élémentaires un essor nouveau, si, à l'ignorance qui règne encore dans un si grand nombre de villages et de hameaux, doit succéder bientôt une ère de progrès, il faut que le corps enseignant se trouve partout à la hauteur de la noble tâche qui lui est assignée.

Le Gouvernement, en rémunérateur équitable, devra faire à l'instituteur une position sortable, position digne d'être enviée et qui sera certainement vivement recherchée, car elle assurera à celui qui la possédera honneur et profit dans le présent et dans l'avenir.

Etant réalisé ce progrès dans l'enseignement primaire, l'hygiène figurera sur le programme des études et aura sa place marquée parmi les sujets les plus intéressants. Ces notions, les instituteurs les auront acquises à leur école normale, et elles feront partie de leur bagage scientifique.

Les écoles normales départementales sont-elles pourvues d'un enseignement hygiénique suffisant? Je ne le pense pas. L'école normale supérieure de Paris reçoit cet enseignement de la manière la plus complète. Le docteur Riant, qui en est chargé, lui donne tous les développements qu'il comporte.

Les lycées possèdent aussi cet enseignement. Un arrêté ministériel du 6 mai 1872, le rend même obligatoire; et les élèves de philosophie ainsi que ceux de mathématiques spéciales sont tenus de suivre ces leçons. Cette branche d'études doit à plus forte raison être imposée à ceux qui sont chargés de répandre l'instruction dans les classes du peuple.

Il y a dans toute science le côté approfondi et le côté élémentaire. Le premier est du domaine du spécialiste, le second est du domaine de tous.

C'est l'hygiène élémentaire qui devra être enseignée dans les écoles normales pour être ensuite propagée par les instituteurs au sein de leurs écoles communales.

Cette hygiène élémentaire, pour être comprise, n'exige aucune connaissance approfondie de l'anatomie de l'homme.

Toutefois il ne sera pas hors de propos d'indiquer à l'élève la construction générale du corps humain, et la position relative des organes qui jouent les principaux rôles dans l'acte de la vie végétative.

Il existe pour cet enseignement d'anatomie élémentaire des planches spéciales gravées sur une grande échelle et rendues très-intelligibles par un coloriage parfait.

A côté des cartes de géographie figureront appendues aux murailles de l'école ces grandes images humaines qui ont tant d'attrait pour les enfants; ces images, en les amusant, déposeront dans leur mémoire les notions d'anatomie qui leur sont nécessaires, et ces notions, si incomplètes qu'elles soient, rendront plus accessible à leur intelligence l'explication de la physiologie, c'est-à-dire de l'acte fonctionnel auquel préside chacun des organes qu'il a sous les yeux.

Outre les planches anatomiques dont je viens de parler il existe dans la plupart des lycées des pièces en carton représentant de la manière la plus frappante la structure de l'homme. Ces pièces s'articulent entr'elles, et leur ensemble reproduit aussi exactement que possible le corps humain. Précieux spécimen qui devrait se trouver dans toute école où l'on s'occupe de l'étude de l'homme.

L'instituteur n'aura pas de peine à faire descendre jusqu'à l'enfant ces notions élémentaires ; et je serais bien surpris si cette étude nouvelle avait pour lui moins d'attrait que l'étude de la géographie, du calcul ou de l'histoire.

Cet enseignement de l'avenir serait-il une fiction ? Il me répugne de le croire : il me répugne surtout de penser que nous pûssions plus longtemps subir l'état d'infériorité dans lequel nous nous trouvons par rapport à certaines nations voisines. Le progrès humain et notre amour-propre national disent à la France que son devoir est de marcher.

Après le fonctionnement régulier de ce nouvel ordre de choses, nos neveux jouiront dans toute leur plénitude des améliorations que notre époque aura réalisées. Ils verront ce que nous n'aurons qu'entrevu ; les populations rurales plus instruites, plus alertes et plus vigoureuses, la vie moyenne ayant atteint son *summum* de développement, les habitations plus salubres, les villages plus riants et l'aspect des hameaux moins attristé.

FIN.

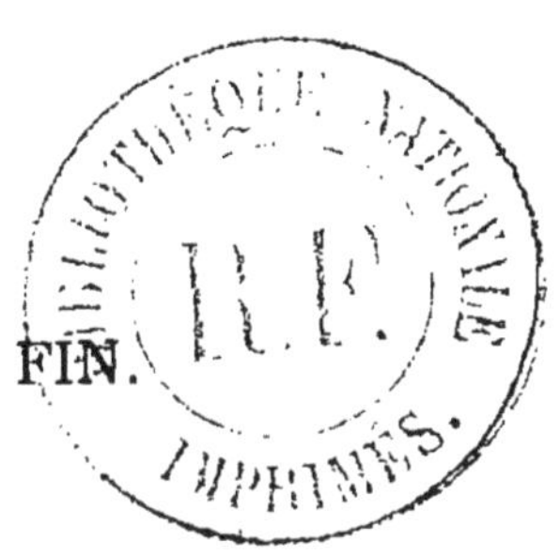

# ERRATA.

| Pages. | Lignes. | |
|---|---|---|
| 12 | 21e | n'est pas *été* assez fort, *lisez :* n'est pas assez fort. |
| 17 | 11e | règles ses habitudes, *lisez :* règle ses habitudes. |
| 21 | 28e | et l'*azote*, LISEZ : et l'hydrogène. |
| 53 | 17e | laissé prendre la contagion, *lisez :* laissé prendre à la contagion. |
| 141 | 10 | morche *lisez* : marche. |

# TABLE DES MATIÈRES.

Soissons. — Imp. Michaux.

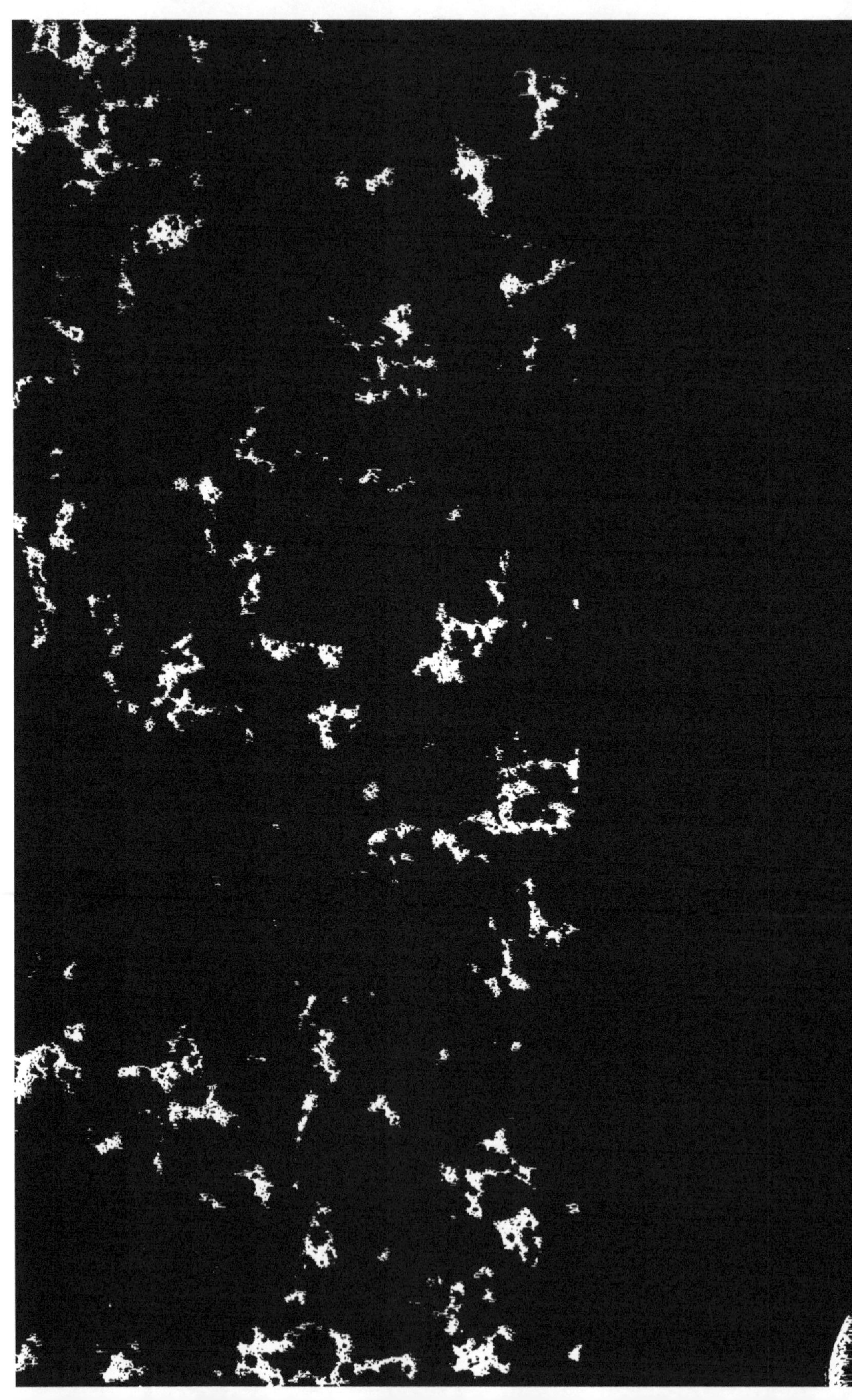

www.ingramcontent.com/pod-product-compliance
Ingram Content Group UK Ltd.
Pitfield, Milton Keynes, MK11 3LW, UK
UKHW031048260726
13965UKWH00006B/804

9 782012 966857